Marry Singla
Vinay Dua
- Ashutosh

Avanços recentes das células estaminais em Ortodontia

Marry Singla
Vinay Dua
- Ashutosh

Avanços recentes das células estaminais em Ortodontia

ScienciaScripts

Imprint

Cover image: www.ingimage.com

This book is a translation from the original published under ISBN 978-3-659-76310-6.

Publisher:
Sciencia Scripts
is a trademark of
Dodo Books Indian Ocean Ltd. and OmniScriptum S.R.L publishing group

120 High Road, East Finchley, London, N2 9ED, United Kingdom
Str. Armeneasca 28/1, office 1, Chisinau MD-2012, Republic of Moldova, Europe
Printed at: see last page
ISBN: 978-620-8-28607-1

Dedicação

Gostaria de expressar o meu apreço à minha equipa, em particular ao Dr. Vinay Dua e ao Dr. Ashutosh, pela sua inestimável ajuda na elaboração deste livro.

Este livro é dedicado em memória do meu pai, o falecido Sr. Shiv Dayal Singla, sem o qual eu não teria conseguido nada.

ÍNDICE DE CONTEÚDOS:

CAPÍTULO 1
INTRODUÇÃO

As células são a peça central do crescimento de tecidos ou órgãos. Todas as estruturas dentárias, orais e craniofaciais são formadas por células derivadas da crista neural e/ou células mesenquimatosas durante o desenvolvimento nativo. As células que, quando danificadas ou perdidas, não podem ser reparadas ou regeneradas. Qualquer dano a estas células, quer devido a uma infeção nociva ou a um traumatismo/lesão, pode constituir uma ameaça para todo o órgão/sistema. O corpo humano tem capacidade de regeneração, por exemplo, epitelial, sanguínea e óssea. Alguns outros tecidos do corpo também têm a capacidade de começar a cicatrizar ou de enfrentar eficazmente as necessidades de regeneração. Esta observação leva o cientista a colocar a hipótese de que o tecido com potencial regenerativo pode conter células que iniciam a substituição. Estas células são designadas por "células estaminais"[87]

As CÉLULAS ESTEMA podem ser definidas como células que 1. se lf-replicam e 2. são capazes de se diferenciar em pelo menos dois tipos de células diferentes. Ambas as condições têm de estar presentes para que uma célula possa ser designada por célula estaminal. O termo célula estaminal foi proposto para uso científico pelo histologista russo Alexander Maksimov em 1908. Embora os osteoblastos se diferenciem em osteócitos, normalmente não se diferenciam noutros tipos de células, exceto osteócitos. Os osteócitos não são células estaminais.

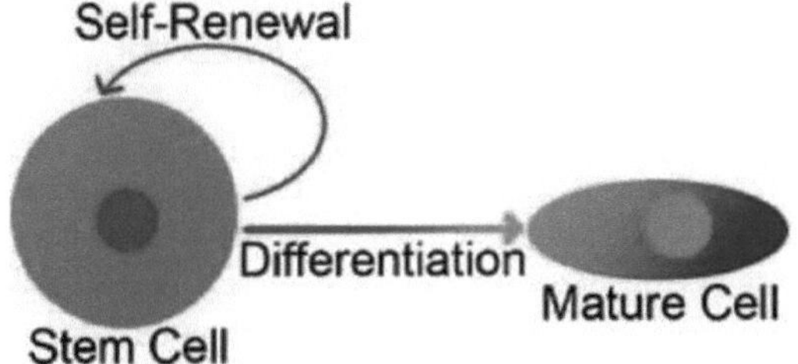

Células estaminais[101] têm o potencial notável de se desenvolverem em muitos tipos de células diferentes no corpo durante o início da vida e o crescimento. Além disso, em muitos tecidos, funcionam como uma espécie de sistema interno de reparação, dividindo-se essencialmente sem limites para repor outras células enquanto a pessoa ou o animal estiver vivo. Quando uma célula estaminal se divide, cada nova célula tem o potencial de continuar a ser uma célula estaminal ou de se transformar noutro tipo de célula com uma função mais especializada, como uma célula muscular, um glóbulo vermelho ou uma célula cerebral.

As células estaminais são derivadas de embriões numa fase de desenvolvimento anterior à altura em que a implantação ocorre normalmente no útero. A fertilização ocorre normalmente no oviduto e, durante os dias seguintes, ocorre uma série de divisões de clivagem à medida que o embrião desce pelo oviduto e entra no útero. Cada uma das células (blastómeros) destes embriões em fase de clivagem são indiferenciadas, ou seja, não se parecem nem agem como as células especializadas do adulto, e os blastómeros ainda não estão empenhados em tornar-se qualquer tipo particular de célula diferenciada. De facto, cada um destes blastómeros tem o potencial de dar origem a qualquer célula do corpo. O primeiro evento de diferenciação nos seres humanos ocorre aproximadamente aos cinco dias de desenvolvimento, quando uma camada externa de células empenhadas em tornar-se parte da placenta (o trofectoderma) se separa da massa celular interna (MCI). As células da MCI têm o potencial de gerar qualquer tipo de célula do corpo, mas, após a implantação, são rapidamente esgotadas à medida que se diferenciam noutros tipos de células com um potencial de desenvolvimento mais limitado. No entanto, se a MCI for retirada do seu ambiente embrionário normal e cultivada em condições adequadas, as células derivadas da MCI podem continuar a proliferar e a replicar-se indefinidamente, mantendo ainda o potencial de desenvolvimento para formar qualquer tipo de célula do corpo. Estas células pluripotentes, derivadas do MCI, são células ES.

Linhas de células ES humanas[76] são derivadas de embriões produzidos por fertilização in vitro (FIV), um processo em que oócitos e espermatozóides são colocados juntos para permitir a fertilização numa placa de cultura. As clínicas utilizam este método para tratar certos tipos de infertilidade e, por vezes, no decurso destes tratamentos, são produzidos embriões de FIV que já não são necessários aos casais para terem filhos.

Dado que as células ES podem proliferar sem limites e podem contribuir para qualquer tipo de célula, as células ES humanas oferecem um acesso sem precedentes a tecidos do corpo humano. Apoiarão a investigação fundamental sobre a diferenciação e a função dos tecidos humanos e fornecerão material para ensaios que poderão melhorar a segurança .

As células ES humanas têm também o potencial de fornecer uma quantidade ilimitada de tecido para terapias de transplante destinadas a tratar uma vasta gama de doenças degenerativas. Desde agosto de 2001, as melhorias na cultura de células ES humanas, associadas a conhecimentos recentes sobre a natureza da pluripotência, a manipulação genética das células ES humanas e a diferenciação, alargaram as possibilidades destas células únicas.

As células estaminais distinguem-se de outros tipos de células por duas caraterísticas importantes^7]. Em primeiro lugar, são células não especializadas capazes de se renovarem através da **divisão celular**, por vezes após longos períodos de inatividade. Em segundo lugar, sob certas condições fisiológicas ou experimentais, podem ser induzidas a se tornarem células específicas de tecidos ou órgãos com funções especiais. Em alguns órgãos, como o intestino e a medula óssea, as células estaminais dividem-se regularmente para reparar e substituir tecidos desgastados ou danificados. Noutros órgãos, no entanto, como o pâncreas e o coração, as células estaminais só se dividem em condições especiais. As células estaminais **não são especializadas**. Ao contrário de um glóbulo vermelho, que transporta oxigénio através da corrente sanguínea, ou de uma célula muscular que trabalha com outras células para produzir movimento, uma célula estaminal não tem quaisquer propriedades fisiológicas especializadas.

As células estaminais são células biológicas indiferenciadas que podem diferenciar-se em células especializadas e podem dividir-se (através de mitose) para produzir mais células estaminais. Encontram-se em organismos multicelulares. Nos mamíferos, existem dois grandes tipos de células estaminais: as células estaminais embrionárias, que são isoladas da massa celular interna dos blastocistos, e as células estaminais adultas, que se encontram em vários tecidos. Nos organismos adultos, as células estaminais e as células progenitoras funcionam como um sistema de reparação do organismo, repondo os tecidos adultos. Num embrião em desenvolvimento, as células estaminais podem diferenciar-se em todas as células especializadas -ectoderme, endoderme - e também manter a renovação normal dos órgãos regenerativos, como o sangue, a pele ou os tecidos intestinais. Consoante o local, a fase de desenvolvimento ou o ambiente de indução da cultura celular, as células estaminais humanas podem ser classificadas como sendo de potencial pluripotente, multipotente, totipotente ou pluripotente induzível (Figura 1).[55]

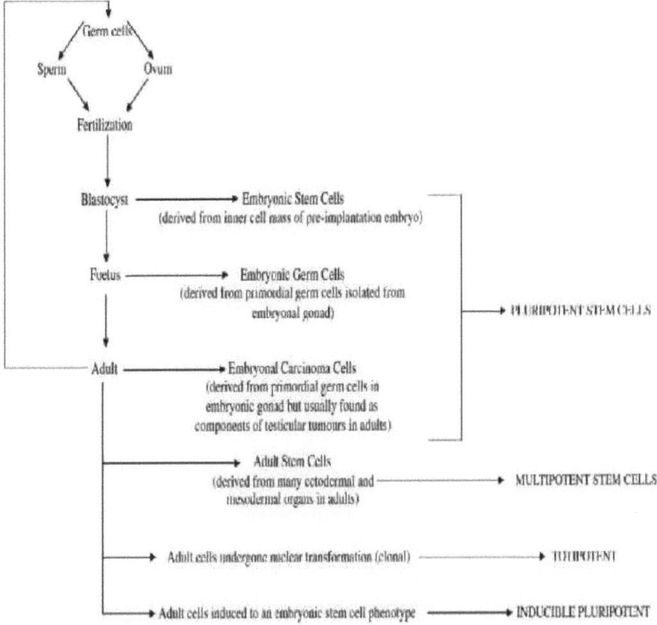

Figura 1. Fontes e derivação de populações de células estaminais.[55]

Existem três fontes acessíveis conhecidas de células estaminais adultas autólogas em seres humanos:

1. Medula óssea, que requer extração por h arvesting, ou seja, perfuração do osso (normalmente o fémur ou a crista ilíaca).
2. Tecido adiposo (células lipídicas), que necessita de ser extraído por lipoaspiração.
3. Sangue, que requer extração através de aférese, em que o sangue é retirado do dador (semelhante a uma dádiva de sangue) e passado por uma máquina que extrai as células estaminais e devolve outras porções do sangue ao dador.

As células estaminais também podem ser colhidas do sangue do cordão umbilical logo após o nascimento. De todos os tipos de células estaminais, a colheita autóloga é a que envolve menos riscos. Por definição, as células autólogas são obtidas a partir do próprio corpo, tal como uma pessoa pode armazenar o seu próprio sangue para procedimentos cirúrgicos electivos.

As células estaminais adultas são frequentemente utilizadas em terapias médicas, por exemplo, no transplante de medula óssea. Atualmente, as células estaminais podem ser cultivadas artificialmente e transformadas (diferenciadas) em tipos de células especializadas com caraterísticas consistentes com as células de vários tecidos, como os músculos ou os nervos. As linhas de células embrionárias e as células estaminais embrionárias autólogas geradas através da transferência nuclear de células somáticas ou da desdiferenciação foram também propostas como candidatos promissores para futuras terapias.

As células estaminais adultas são importantes para os organismos vivos por muitas razões. No embrião de 3 a 5 dias de idade, chamado **blastocisto,** as células internas dão origem a todo o corpo do organismo, incluindo todos os muitos tipos de células e órgãos especializados, como o coração, os pulmões, a pele, os espermatozóides, os óvulos e outros tecidos. Em alguns tecidos adultos, como

a medula óssea, o músculo e o cérebro, populações discretas de células estaminais adultas geram substitutos para as células que se perdem devido ao desgaste normal, a lesões ou a doenças.
Células estaminais[54] têm capacidades regenerativas únicas, as células estaminais oferecem novas possibilidades de tratamento de doenças como a diabetes e as doenças cardíacas. No entanto, ainda há muito trabalho a fazer em laboratório e na clínica para compreender como utilizar estas células em **terapias baseadas em células** para tratar doenças, o que também é referido como **medicina regenerativa ou reparadora**.
Os estudos laboratoriais das células estaminais permitem aos cientistas conhecer as propriedades essenciais das células e o que as torna diferentes dos tipos de células especializadas. Os cientistas já estão a utilizar as células estaminais em laboratório para analisar novos medicamentos e desenvolver sistemas modelo para estudar o crescimento normal e identificar as causas de defeitos congénitos.
A investigação sobre **células estaminais**[47] continua a fazer avançar os conhecimentos sobre a forma como um organismo se desenvolve a partir de uma única célula e como as células saudáveis substituem as células danificadas nos organismos adultos. A investigação sobre células estaminais é uma das áreas mais fascinantes da biologia contemporânea, mas, tal como acontece com muitos campos de investigação científica em expansão, a investigação sobre células estaminais levanta questões científicas tão rapidamente como gera novas descobertas.
As células estaminais dentárias, juntamente com outras células estaminais da região craniofacial, desenvolvem-se a partir de material que é criado durante o desenvolvimento do sistema nervoso e têm o potencial de se diferenciar em linhas de células neurais. Os investigadores estão a analisar o papel que podem desempenhar na regeneração de tecidos, tanto na região orofacial como noutras áreas do corpo.
Os recentes avanços na identificação e caraterização das células estaminais dentárias e nas estratégias de engenharia de tecidos dentários sugerem que as abordagens de bioengenharia podem ser utilizadas com êxito para regenerar tecidos dentários e dentes inteiros. O interesse nas aplicações de regeneração de tecidos dentários continua a aumentar à medida que os métodos clinicamente relevantes para a geração de tecidos dentários de bioengenharia, e de dentes inteiros, continuam a melhorar. Além disso, uma vez que os tratamentos dentários convencionais servem parcialmente o objetivo de substituir dentes em falta e incluem sempre possíveis taxas de insucesso, o potencial das células estaminais derivadas de dentes na promoção da regeneração de dentes inteiros.

CAPÍTULO 2
REVISÃO DA LITERATURA

O corpo humano tem uma capacidade de regeneração notável. As células de tecidos como o sangue e os epitélios dividem-se rapidamente e regeneram-se continuamente ao longo da vida, ao passo que as células da maioria dos outros tecidos se transformam mais lentamente e respondem apenas a sinais biológicos específicos. As células únicas que dão origem a tecidos especializados são designadas por células estaminais. As células estaminais são células extraordinárias que têm a capacidade de auto-renovação e podem dar origem a um e, por vezes, a muitos tipos de células diferentes. Existe uma grande esperança de que as células pluripotentes se possam desenvolver em quase todos os tecidos, desde neurónios a músculos e talvez até dentes. Tanto estudos laboratoriais como estudos de transplantes em animais demonstraram que as células estaminais podem ser cultivadas e induzidas a dar origem a quase todas as células. Esta análise da literatura centra-se nas potenciais utilizações das células estaminais para a produção de tecidos humanos e, eventualmente, de órgãos, o que constitui atualmente um tema de debate público permanente.

Friedenstein A. Jet al (1966)[1] fez um estudo sobre "Osteogénese em transplantes de células de medula óssea", observou que, em fragmentos de medula óssea e suspensões de células de medula óssea isotransplantadas em ratos em câmaras de difusão, se desenvolveu tecido reticular e, por vezes, também ocorreu osteogénese. Não se verificou hemopoiese nos enxertos. Os resultados mostraram que a diferenciação das células estaminais para a osteogénese exigia uma interação celular no seio da comunidade de células.

Owen M et al (1988)[6] realizaram um estudo sobre "Stromal Stem Cells: marrow derived osteogenic precursors" (Células estaminais estromais: precursores osteogénicos derivados da medula óssea), no qual se discutiu a existência de células estaminais estromais presentes nos tecidos conjuntivos moles associados à medula óssea e às superfícies ósseas, capazes de dar origem a várias linhas celulares diferentes, incluindo a linha osteogénica. Formam-se colónias fibroblásticas, cada uma derivada de uma única unidade formadora de colónias, quando as células da medula são cultivadas in vitro.

Krebsbach PH et al (1999)[10] realizaram um estudo sobre "Bone marrow stromal cells: characterization and clinical application" (Células estromais da medula óssea: caraterização e aplicação clínica), referindo que o estroma da medula óssea é constituído por uma população heterogénea de células que fornece o suporte estrutural e fisiológico para as células hematopoiéticas. Além disso, o estroma da medula óssea contém células com um carácter semelhante ao das células estaminais que lhes permite diferenciarem-se em osso, cartilagem, adipócitos e tecidos de suporte hematopoiéticos. Em cultura, as células estromais podem ser separadas das células hematopoiéticas pela sua adesão diferencial ao plástico de cultura de tecidos e pelo seu potencial proliferativo prolongado. Referiu ainda que foram desenvolvidos métodos de cultura para expandir células estromais da medula óssea derivadas de humanos, ratos e outras espécies. Em condições adequadas, estas células são capazes de formar osso novo após transplante in vivo.

Granthos S et al (2000)[11] realizaram um estudo sobre "Postnatal human dental pulp stem cells (DPSCs) in vitro and in vivo", afirmando que uma população de células clonogénicas e rapidamente proliferativas isoladas da polpa dentária humana adulta. Estas células estaminais da polpa dentária (DPSCs) foram depois comparadas com células estromais da medula óssea humana (BMSCs), conhecidos precursores dos osteoblastos. Embora partilhassem um imunofenótipo semelhante in vitro, os estudos funcionais mostraram que as DPSCs produziam apenas nódulos esporádicos, mas densamente calcificados, e não formavam adipócitos, enquanto as BMSCs calcificavam rotineiramente em toda a camada de células aderentes com aglomerados de adipócitos carregados de

lípidos. Quando as DPSCs foram transplantadas para ratinhos imunodeprimidos, geraram uma estrutura semelhante à dentina revestida por células semelhantes a odontoblastos humanos que rodeavam um tecido intersticial semelhante à polpa. Em contraste, as BMSCs formaram osso lamelar contendo osteócitos e osteoblastos de revestimento superficial, rodeando um tecido vascular fibroso com hematopoiese ativa e adipócitos.
Krebsbach PH et at (2002)[13] efectuaram um estudo sobre "Dental and Skeletal Stem Cells: Potential Cellular Therapeutics for Craniofacial Regeneration", resumiu e destacou as diferenças entre células estaminais embrionárias e adultas e discutiu a potencial utilização destas células para terapêutica celular na regeneração craniofacial. Afirmaram que, com a utilização de células estaminais, é possível prever a restauração completa dos tecidos duros da cavidade oral utilizando as células do próprio doente, evitando assim questões de histocompatibilidade.
Gronthos S et al (2002)[16] realizaram um estudo sobre "Propriedades das células estaminais da polpa dentária humana", caracterizando a capacidade de auto-renovação, a capacidade de diferenciação em várias linhagens e a eficiência clonogénica das células estaminais da polpa dentária humana (DPSCs). Verificaram que as DPSCs eram capazes de formar dentina ectópica e tecido pulpar associado in vivo. As células do tipo estroma foram restabelecidas em cultura a partir de transplantes primários de DPSC e retransplantadas em ratinhos imunodeprimidos para gerar um tecido semelhante à dentina-polpa, demonstrando a sua capacidade de auto-renovação. Verificou-se também que as DPSCs são capazes de se diferenciar em adipócitos e células do tipo neural. Os resultados demonstraram que as DPSC possuíam qualidades semelhantes às das células estaminais, incluindo a capacidade de auto-renovação e a diferenciação em várias linhagens.
Young C S et al (2002)[18] efectuou um estudo sobre "Tissue engineering of complex tooth structures on biodegradable polymer scaffolds" (engenharia de tecidos de estruturas dentárias complexas em suportes de polímeros biodegradáveis), tendo procedido à dissociação de botões dentários de terceiros molares porcinos em suspensões unicelulares e à sua sementeira em polímeros biodegradáveis. Depois de crescerem em hospedeiros ratos durante 20 a 30 semanas, formaram-se estruturas dentárias reconhecíveis que continham dentina, odontoblastos, uma câmara pulpar bem definida, epitélios putativos da bainha radicular de Hertwig, cementoblastos putativos e um órgão de esmalte morfologicamente correto contendo esmalte totalmente formado. Os seus resultados demonstraram a primeira geração bem sucedida de coroas dentárias a partir de tecidos dentários dissociados que contêm dentina e esmalte, e sugeriram a presença de células estaminais dentárias epiteliais e mesenquimais em tecidos de terceiros molares porcinos.
Shi S, Granthos S. (2003)[20] fizeram um estudo sobre "Perivascular niche of postnatal mesenchymal stem cells in human bone marrow and dental pulp" (nicho perivascular de células estaminais mesenquimatosas pós-natais na medula óssea humana e na polpa dentária), referindo que as células estaminais no dente eram provavelmente remanescentes latentes de um processo de desenvolvimento precoce. Shi e os seus colegas deram às células o nome de SHED, que significa "stem cells from human exfoliated deciduous teeth" (células estaminais de dentes decíduos esfoliados humanos). Além disso, descobriram que as SHED se comportavam de forma muito diferente das células estaminais da polpa dentária de dentes permanentes, apresentando a capacidade de crescer muito mais rapidamente e duplicando as suas populações em cultura a um ritmo superior. Isto sugere que as SHED podem estar num estado mais imaturo do que as células estaminais adultas.
Lendeckel S et al (2004)[24] realizaram um estudo sobre "Células estaminais autólogas (adiposas) e cola de fibrina utilizadas no tratamento de defeitos traumáticos generalizados da calvária", relatando que as células estaminais autólogas derivadas da adiposa foram processadas simultaneamente e aplicadas no defeito da calvária resultante de um traumatismo. As células estaminais foram mantidas

no local com cola de fibrina autóloga. A formação de novo osso com continuidade calvarial quase completa foi observada três meses após a reconstrução.

Fuchs.E, Tudorita.T e Guasch.G (2004)[25] , fizeram uma revisão sobre "Socializing with the neighbours: As células estaminais e o seu nicho" e revelaram que a magnífica capacidade das células estaminais adultas para gerar um embrião a partir de um único ovócito fertilizado ou para regenerar determinados tecidos, após uma lesão ou uma renovação fisiológica natural, é um resultado direto das células estaminais, uma dádiva da natureza aos organismos multicelulares. A capacidade do nicho para fazer regressar as suas células estaminais é também suscetível de desempenhar um papel no recrutamento de células estaminais, um processo denominado HOMING. A regulação da auto-renovação das células estaminais é uma caraterística essencial do nicho e, fora dele, as células estaminais devem possuir factores intrínsecos suficientes para ultrapassar a diferenciação. Concluiu-se que o nicho das células estaminais proporciona um microambiente que é importante para proteger e perpetuar o estado de auto-renovação e indiferenciação dos seus preciosos residentes.

Seo BM et al (2004)[21] realizaram um estudo sobre a "Investigação de células estaminais pós-natais multipotentes do ligamento periodontal humano", isolaram pela primeira vez células estaminais periodontais humanas, cultivaram-nas em laboratório e, quando estas foram transplantadas após carregamento num suporte de hidroxiapatite, produziram uma mistura densa de cemento e ligamento periodontal. As células produziram mesmo fibras de Sharpey, que se inserem no cemento e no osso para manter os dentes no sítio.

Barry.P, Frank.M.M (2004)[26] fizeram uma revisão sobre "Células estaminais mesenquimais: aplicações clínicas e caraterização biológica", e afirmaram que as células mesenquimais que residem nos compartimentos estromais da medula óssea foram identificadas nos estudos pioneiros de Friedenstein e Petkakova, que isolaram células proginadoras formadoras de osso da medula de ratos. A diferenciação das células mesenquimatosas em osso, cartilagem e gordura foi descrita e caracterizada por vários laboratórios. A terapia terapêutica envolve o transplante de células estaminais autólogas ou alogénicas para os doentes, quer através de administração local quer através de infusão sistémica. As células estaminais são utilizadas há já alguns anos no tratamento de leucemias e outros cancros.

Mao J.J,Giannobile W.V (2006)[37] - fez uma revisão sobre "Craniofacial Tissue Engineering by Stem Cells", e afirmou que a engenharia de tecidos craniofaciais promete a regeneração ou formação de novo de estruturas dentárias, orais e craniofaciais perdidas devido a anomalias congénitas, traumas e doenças. Praticamente todas as estruturas craniofaciais são derivadas de células mesenquimais. As células estaminais mesenquimatosas são a descendência das células mesenquimatosas após divisão assimétrica e residem em várias estruturas craniofaciais no adulto. Células com caraterísticas de células estaminais adultas foram isoladas da polpa dentária, do dente decíduo e do periodonto. Várias estruturas craniofaciais - tais como o côndilo mandibular, o osso calvário, a sutura craniana e o tecido adiposo subcutâneo - foram modificadas a partir de células estaminais mesenquimais, factores de crescimento e/ou abordagens de terapia genética. Em vez da dependência da prática clínica atual de materiais duráveis, como amálgamas, compósitos e ligas metálicas, as terapias biológicas utilizam células estaminais mesenquimatosas, fornecidas ou recrutadas internamente, para gerar estruturas craniofaciais em biomateriais de suporte temporários. É provável que a engenharia de tecidos craniofaciais se concretize num futuro próximo e representa uma oportunidade que a medicina dentária não se pode dar ao luxo de perder.

Robey PG, Bianco P (2006)[36] fizeram um estudo sobre "The use of adult stem cells in rebuilding the human face" (A utilização de células estaminais adultas na reconstrução da face humana), estudaram a utilização de células estaminais adultas na reconstrução da face humana e concluíram que as células estaminais da medula óssea tinham potencial para recriar tecidos da região craniofacial, a fim de restaurar a estrutura e a função normais na reconstrução dos tecidos duros da face. Até à data, utilizou células estaminais da medula óssea expandidas ex vivo com suportes num número limitado de doentes, mas é provável que venham a ser utilizadas mais extensivamente num futuro próximo.

Casagrande L et al (2006)[38] realizaram um estudo sobre "Stem Cells in dental practice: Perspectivas em terapias conservadoras da polpa", discutiu que as células estaminais da polpa dentária estavam envolvidas na reparação dentária através da ativação de factores de crescimento, libertados após o processo de cárie e tinham a capacidade de regenerar o complexo semelhante à polpa dentária. Afirmaram ainda que a investigação molecular e celular abre a possibilidade de cultivar novos tecidos e estruturas biológicas para aplicação clínica, fornecendo células para terapias que incluem o transplante de células e a engenharia de tecidos.

Suardita K (2006)[39] fez um estudo sobre "A potencial aplicação de células estaminais em medicina dentária", salientando que as células estaminais foram encontradas na polpa dentária, no ligamento periodontal e na medula óssea alveolar e, devido ao seu potencial na terapia médica para tratar doenças como Parkinson, Alzheimer, lesão da medula espinal, acidente vascular cerebral, vómitos, doenças cardíacas, diabetes, osteoartrite e artrite reumatoide, as células estaminais foram utilizadas para regenerar dentes perdidos ou danificados e estruturas periodontais.

Sonoyama W et al (2006)[40] realizaram um estudo sobre "Regeneração dentária funcional mediada por células estaminais mesenquimatosas em suínos". Isolaram uma população de células estaminais da papila apical da raiz de dentes humanos (SCAP, células estaminais da papila apical). Utilizando um modelo de mini-suíno, tanto as SCAP humanas como as células estaminais do ligamento periodontal (PDLSCs) foram transplantadas para gerar um complexo raiz/periodontal capaz de suportar uma coroa de porcelana, resultando numa função dentária normal.

Weinand C et al (2006)[41] realizaram um estudo sobre "Hydrogel-beta TCP scaffolds and stem cells for tissue engineering bone", utilizando uma abordagem de engenharia de tecidos para criar substitutos ósseos in vitro, para reconstrução após traumatismo e ressecção de tumores e para defeitos congénitos, combinando células estaminais mesenquimais diferenciadas derivadas da medula óssea (MNCs) suspensas em hidrogéis e scaffolds porosos impressos tridimensionalmente (3DP) feitos de fosfato beta-tricálcico (beta-TCP).

Lopez-Cazaux S et al (2006)[42] efectuaram um estudo sobre ***"Culture Medium Modulates The Behaviour Of Human Dental Pulp derived Cells" (***O meio de cultura modula ***o*** comportamento ***das células derivadas da polpa dentária humana), demonstrando*** que o meio de cultura celular modula o comportamento das células da polpa dentária humana. Em comparação com o RPMI 1640, o MEM provou ser o meio de cultura mais potente em termos de proliferação celular. No seu estudo, o RPMI 1640, que contém uma concentração mais elevada de fosfato (5 mM) e uma concentração mais baixa de cálcio (0,8 mM), apresentou caraterísticas diferentes em comparação com o MEM, que é um meio menos rico em nutrientes, contendo 1,8 mM de cálcio e 1 mM de fosfato. As células da alça cervical desempenham um papel fundamental na reconstituição das estruturas dentárias. Para além disso, observou-se que as células da polpa dentária tinham capacidades diversas, dependendo da sua localização no tecido dentário em reconstituição.

Yu J et al (2007)[45] realizaram um estudo sobre a ***"Capacidade odontogénica: células estaminais do estroma da medula óssea versus células estaminais da polpa dentária",*** comparando a capacidade odontogénica das DPSCs (células estaminais da polpa dentária) e das BMSSCs (células estaminais do estroma da medula óssea) sob o mesmo microambiente indutor produzido pelas ABCs (células do botão apical) de incisivos de ratos com 2 dias de idade. Observaram que as DPSCs/ABCs co-cultivadas in vitro mostravam uma capacidade de diferenciação odontogénica mais ativa do que as BMSSCs/ABCs mistas, tal como indicado pela mineralização acelerada da matriz, pela modificação do ciclo celular da atividade da fosfatase alcalina regulada positivamente e pela expressão de proteínas e genes específicos dos dentes. Depois de cultivadas durante 14 dias, as DPSC/ ABC recombinadas formaram tecidos típicos em forma de dente com amelogénese e dentinogénese equilibradas, enquanto as BMSSC/ ABC recombinantes se desenvolveram em complexos dentina-polpa atípicos sem formação de esmalte. Sugeriu-se, assim, que as ABCs poderiam iniciar o processo dentinogénico de células estaminais mesenquimais dentárias e não dentárias, nas quais as DPSCs exibiam uma competência odontogénica mais notável do que as BMSSCs não dentárias.

Kolf.M.C,Cho.E e Juan.S.R (2007)[44] , fizeram uma revisão sobre ***"Biologia das células estaminais mesenquimais adultas: regulação do nicho, auto-renovação e diferenciação"*** e centraram-se nos avanços, especialmente no conteúdo da auto-renovação e na regulação da diferenciação específica das linhagens de células estaminais mesenquimais. A identificação de redes de sinalização específicas e de genes reguladores principais que governam linhagens únicas de diferenciação de células estaminais mesenquimais continua a ser um desafio. A condrogénese, a osteogénese, a adipogénese, a miogénese e a tenogénese são alguns dos reguladores moleculares restritivos de linhagens recentemente descobertos.

Mao.J.J (2008)[52] efectuou um estudo sobre ***"Células estaminais e o futuro dos cuidados dentários"*** e concluiu que a regeneração da polpa de um dente está mesmo ao virar da esquina e irá mudar a especialidade da endodontia nos próximos 5 anos.

Tipo de células estaminais:

1) Embrionário
2) Derivado do líquido amniótico
3) Umbilical
4) Derivado da medula óssea
5) Derivados mesenquimais
6) Derivado do tecido adiposo

Pode diferenciar-se em:

1) Todos os tipos de células
2) Cartilagem, gordura, osso, músculo, células do fígado
3) Fígado, esqueleto, músculo, tecido neural
4) Osso, cartilagem, músculo, gordura, células
5) Linhagens de células neurais, osso, cartilagem
6) Gordura, cartilagem, músculo, neuronal, osso

Bluteau G,Luder.H,Bari.C e Mitsiadis.T (2008)[57] no seu estudo sobre "Stem cells for tooth engineering" (Células estaminais para a engenharia dentária), discutiram que o desenvolvimento dentário resulta de interações sequenciais e recíprocas entre o epitélio oral e o mesênquima subjacente derivado da crista neural. A geração de estruturas dentárias e/ou dentes inteiros em laboratório depende da manipulação de células estaminais e requer uma sinergia de todos os eventos celulares e moleculares que conduzem finalmente à formação de tecidos duros específicos dos dentes, a dentina e o esmalte. Os avanços na bioengenharia dentária, tal tecnologia não pode ser aplicada à dentisteria restauradora humana por uma razão simples: as células epiteliais e mesenquimais utilizadas para a reconstrução dentária são de origem dentária e foram dadas por um dador.

Lin N.H, S Gronthos, PM Bartold (2008)[55] no seu estudo sobre "Stem Cells and Periodontal Regeneration" (Células estaminais e regeneração periodontal), discutiram que a periodontite é uma doença inflamatória que se manifesta clinicamente pela perda de tecidos periodontais de suporte, incluindo o ligamento periodontal e o osso alveolar. Durante décadas, os periodontistas procuraram formas de reparar os danos que ocorrem durante a periodontite. Isto incluiu a utilização de uma série de procedimentos cirúrgicos, a utilização de uma variedade de materiais de enxerto e factores de crescimento, e a utilização de membranas de barreira. Até à data, a regeneração periodontal é considerada biologicamente possível, mas clinicamente imprevisível. Recentemente, começaram a surgir relatórios que demonstram que as populações de células estaminais adultas residem no ligamento periodontal de humanos e de outros animais. Este facto abre caminho a novas terapias baseadas em células para a regeneração periodontal. Para que tal se torne uma realidade, é necessário um conhecimento profundo das células estaminais humanas adultas. Esta revisão fornece uma visão geral das células estaminais humanas adultas e da sua potencial utilização na regeneração periodontal.

Uccelli. A, Moretta.L e Pistoia.V (2008)[56] fizeram uma revisão sobre "Mesenchymal stem cells in health and disease" (Células estaminais mesenquimais na saúde e na doença), afirmando que as células estaminais mesenquimais são um grupo heterogéneo de células que proliferam in vitro como células aderentes ao plástico, que têm uma morfologia semelhante à dos fibroblastos, formam colónias in vitro e podem diferenciar-se em células ósseas, cartilaginosas e adiposas. As MSC que são cultivadas in vitro carecem de marcadores específicos e únicos. As aplicações clínicas das MSC têm-se centrado principalmente na sua capacidade de facilitar o enxerto de MSC transplantadas e de promover a reparação estrutural e funcional de tecidos danificados, devido às suas propriedades semelhantes às das células estaminais. A utilização de MSC para fins clínicos tira partido da sua fraca imunogenicidade in vitro em estudos pré-clínicos e em estudos em seres humanos, que apoiaram a possível utilização na clínica de MSC obtidas de dadores alogénicos. As MSC de doentes com doenças auto-imunes têm uma capacidade normal para apoiar a hematopoiese e a atividade imunomoduladora, e têm um fenótipo molecular e de superfície celular normal. A utilização migratória das MSC para a reparação de tecidos exige que estas possam aceder facilmente ao órgão-alvo para exercerem o seu efeito terapêutico. A utilização clínica, com base na capacidade de enxerto no osso do recetor após administração sistémica, é utilizada para tratar crianças com osteogénese imperfeita grave, resultando num aumento da velocidade de crescimento e do conteúdo mineral corporal total, bem como numa diminuição das fracturas. É provável que o resultado final da atividade imunomoduladora das MSC seja significativamente influenciado pelas pistas do microambiente encontradas após a administração in vivo.

Westwood. C e Clements. O.M (2008)[59] fizeram um estudo sobre "A biologia das células estaminais mesenquimais humanas" e discutiram os aspectos históricos e as perspectivas das células estaminais mesenquimais. As primeiras provas que sustentam a existência de células da medula óssea com potencial para formar vários tecidos mesenquimatosos surgiram de experiências realizadas durante as décadas de 1950 e 1960. Friednstein e os seus colaboradores demonstraram que o potencial osteogénico da medula óssea era uma caraterística de uma pequena população de células, denominadas células formadoras de colónias de fibroblastos (FCFC). O conceito de células estaminais multipotentes de origem estromal que residem na medula óssea foi formalmente apresentado por Owen em 1978.

Harris. T.D (2008)[58] fez um estudo sobre "Recolha, processamento e armazenamento de células estaminais do sangue do cordão umbilical para utilização clínica em transplantes e medicina regenerativa" e revelou que o armazenamento de sangue do cordão umbilical tem sido o foco de muitos centros médicos, uma vez que pode fornecer uma fonte virtualmente ilimitada de dadores de células estaminais eticamente diversas. Foram colocadas em banco mais de 195000 colheitas numa instalação. As recolhas foram processadas pelas metodologias Ficoll ou AXP. Obteve-se uma média de 95% de eficiência no processamento. A taxa global de insucesso foi inferior a 4% em termos de amostras com poucas células para serem clinicamente úteis. Para a colheita de sangue do cordão umbilical, todos os doentes são obrigados a assinar formulários de consentimento informado antes da colheita. O armazenamento do sangue do cordão umbilical é efectuado na fase de vapor dos maiores dewars de líquido. Mesmo na ausência de disponibilidade contínua de azoto líquido, estes dispositivos mantêm a sua CT de -196^0 durante mais de uma semana. Concluiu-se que todos os procedimentos utilizados na atividade de armazenamento de sangue do cordão umbilical aqui descrita foram cumpridos e passaram o escrutínio regulamentar.

Sloan.J, & Waddington. J.R (2009)[66] .fez uma revisão sobre "Células estaminais da polpa dentária: o quê, onde, como?" e revelou que no centro do nicho se encontra um verdadeiro adulto ou células estaminais-mãe que exibe uma auto-renovação pouco frequente, mas quase ilimitada. A regeneração dos tecidos dentários constitui uma alternativa atractiva às abordagens de restauração mais tradicionais, uma vez que o tecido doente é substituído por tecido natural, que faz parte integrante do dente.

Aous.D (2009)[60] , no seu artigo de revisão, fez um estudo sobre "Dental derived stem cells and whole teeth regeneration: an overview" (Células estaminais derivadas dos dentes e regeneração de dentes inteiros: uma visão geral) e analisou o desenvolvimento dos dentes, que passa por cinco fases morfológicas distintas: Broto, capa, sino, coroa e raiz. O desenvolvimento coordenado das estruturas de suporte dos dentes, incluindo o ligamento periodontal (PDL) e o osso alveolar, começa por volta da fase de Bell. Recentemente, verificou-se que uma população específica de células estaminais e/ou células progenitoras podia ser isolada a partir de três recursos dentários principais, nomeadamente, o folículo dentário, a polpa dentária e o ligamento periodontal. As células estaminais dentárias foram isoladas de acordo com as suas localizações anatómicas, capacidade de formação de colónias, expressão de marcadores de células estaminais e regeneração de estruturas de polpa/dentina/periodonto/cimento in vivo. Embora ainda subsistam muitos desafios, a engenharia de tecidos dentários baseada em células estaminais poderá ser uma opção para a substituição de dentes em falta no futuro.

Mao.J.J e Collins.M.F (2009)[65] fizeram uma revisão sobre "Stem cells: sources therapies and the dental professionals" (Células estaminais: fontes de terapias e profissionais de medicina dentária), afirmando que os tratamentos com células estaminais estão a ser utilizados e investigados para doenças tão diversas como a doença de Parkinson, a degenerescência neural, lesões cerebrais subsequentes, doenças cardiovasculares e doenças auto-imunes. As células estaminais serão utilizadas em medicina dentária para a regeneração da dentina/polpa dentária, serão utilizados moldes biologicamente viáveis para a substituição do osso e da cartilagem oro-faciais e as glândulas salivares defeituosas serão parcial ou totalmente regeneradas. As células estaminais dentárias (DSCs) podem ser obtidas a partir dos dentes primários e permanentes, do ligamento periodontal e de outras estruturas dentárias. As células estaminais derivadas do ligamento periodontal são capazes de gerar o ligamento periodontal e o cemento. Os 3rd molares extraídos, os dentes decíduos esfoliados ou extraídos para tratamento ortodôntico, trauma ou doença periodontal são fontes de células estaminais dentárias da polpa dentária. As razões fundamentais para a eficácia das células estaminais: As células estaminais podem ser expandidas ex vivo (fora do corpo). Assim, um pequeno número de células estaminais pode ser suficiente para curar grandes defeitos ou doenças; as células estaminais podem elaborar e organizar tecidos in vivo, especialmente na presença de vasculatura; as células estaminais podem regular as reacções imunitárias locais e sistémicas do hospedeiro de forma a favorecer a regeneração dos tecidos; as células estaminais podem fornecer um abastecimento renovável de células formadoras de tecidos. Foi resumida a possibilidade de criopreservar dentes saudáveis como fonte de células estaminais autógenas, quer sejam esfoliados ou extraídos, caso sejam necessários no futuro para tratar doenças e/ou condições que o paciente desenvolva. O impacto desta mudança de paradigma nos cuidados de saúde será eventualmente visível em todos os consultórios médicos e dentários.

Majeski.J (2009)[68] fez um estudo sobre "Dental Stem Cells in Research and Practice" (Células estaminais dentárias na investigação e na prática) e analisou que as células estaminais mesenquimais - o tipo encontrado na polpa dentária, entre outros tecidos - só foram descobertas em 2003 e estão a ser utilizadas na investigação de várias doenças como Parkinson, doenças cardíacas, diabetes, lesões na medula espinal e no cérebro, reparação de ossos cranianos e formação de raízes, segundo David Matrilevich. Grek Chetkowski, o presidente da STEM SAVE, afirmou que as células estaminais dentárias foram trans diferenciadas em laboratório para formar osso, tecido nervoso e ilhotas de células beta que produzem insulina. Estas células podem revelar-se uma fonte valiosa para o tratamento de várias doenças regenerativas. Os bancos de células estaminais permitem que um indivíduo tenha a oportunidade de preservar o seu biomaterial para futuras terapias regenerativas. Chetkowski citou o banco de sangue do cordão umbilical como fonte de células estaminais, que tem sido defendido nos últimos 15 anos junto dos pais de recém-nascidos. Durante a criopreservação, as células são postas a dormir através de um processo chamado "Vitrificação", no qual o tecido é colocado em azoto líquido a uma temperatura de 196° C. O processo de criopreservação pára todo o metabolismo celular que envolve o crescimento e a morte das células.

Pengi.L, Ye.L, Zhou.X(2009)[69] fez uma revisão sobre "Células estaminais mesenquimais e engenharia dentária" e revelou o carácter da capacidade das células estaminais para se renovarem através da divisão celular mitótica e se diferenciarem numa gama diversificada de tipos de células especializadas. A descoberta de células estaminais em dentes decíduos lança uma luz sobre a possibilidade de utilização de células estaminais da polpa dentária para a engenharia de tecidos. As vantagens das SHED são a maior taxa de proliferação, a facilidade de expansão in vitro, a elevada plasticidade, uma vez que podem diferenciar-se em neurónios, adipócitos, osteoblastos e odontoblastos, e a disponibilidade imediata em doentes jovens. Os estudos provaram que a SHED pode ser um recurso ideal de células estaminais para reparar estruturas dentárias danificadas e induzir a regeneração óssea. Concluiu-se que a sementeira de engenharia dentária pode provir de células estaminais dentárias e de células estaminais não dentárias, que partilham caraterísticas semelhantes.

Hanna.J e Hubel.A (2009)[67] fizeram uma revisão sobre "Preservação de células estaminais" e concluíram que a preservação é fundamental tanto para a investigação como para a aplicação clínica de terapias baseadas em células estaminais. A preservação permite o desenvolvimento de bancos de células com diferentes genótipos do complexo principal de histocompatibilidade e clones geneticamente modificados. A capacidade de preservar as células permite concluir a qualidade e a segurança antes da utilização, bem como o transporte das células entre os locais de recolha, processamento e administração clínica. As especificações da criopreservação são o processamento pré-congelação, a introdução da solução de criopreservação, o protocolo de congelação, as condições de armazenamento, as condições de descongelação e a avaliação pós-descongelação. A melhoria da criopreservação de células hematopoiéticas centra-se principalmente em duas áreas: modificação do meio de congelação e protocolos de congelação e armazenamento. O sulfoneto de dimetilo é utilizado para a criopreservação de células hematopoiéticas, sendo a concentração de DMSO a 10% a mais comummente utilizada.

Liras.A (2010)[73] fez uma revisão sobre "Future Research and Therapeutic application of human stem cells: General Regulatory and Bioethical Aspects", e afirmou que as células que são principalmente utilizadas para essas terapias avançadas são as células estaminais devido à sua capacidade de se diferenciarem em células específicas necessárias para reparar tecidos ou células danificados ou defeituosos. O banco nacional de células estaminais dos EUA (NSCB) e o banco de células do Reino Unido são os dois bancos internacionais mais importantes. A terapia com células estaminais é um dos produtos terapêuticos avançados, juntamente com a terapia genética e a engenharia de tecidos. É necessário um quadro regulamentar para as PTA, a fim de garantir o acesso dos doentes aos produtos e a assistência governamental para a regulamentação e o controlo.

Eslaminejad MB et al (2010)[75] realizaram um estudo sobre "Crescimento e caraterização in vitro de células estaminais da polpa dentária humana de dentes decíduos versus dentes permanentes", comparadas em termos da sua cinética de crescimento e requisitos de cultura. As células estaminais da polpa do terceiro molar humano (dente permanente) e do incisivo decíduo (dente temporário) foram isoladas, expandidas em cultura e caracterizadas. Em seguida, o potencial de proliferação das células foi comparado utilizando múltiplos índices de crescimento celular como o PDT (Population doubling time), a atividade colonogénica e a curva de crescimento. As culturas de ambas as células foram optimizadas para uma proliferação máxima. Os resultados mostraram que as células estaminais de qualquer um dos tecidos pulpares apareceram como células fibroblásticas capazes de se diferenciar em linhagens de células osteoblásticas, odontoblásticas, adipocíticas e condrocíticas. Em contraste com as células estaminais dos molares, as do dente incisivo expressaram marcadores neurogénicos de Tubulina BIII e Tau. Com base nos dados de crescimento in vitro, as células do terceiro molar apresentaram um valor PDT mais baixo, maior atividade colonogénica e melhor curva de crescimento do que as do incisivo decíduo. Ambas as células exibiram uma elevada taxa de expansão quando colocadas num meio com solução tampão de fosfato a 20% a uma densidade de 100 células/cm^2 . Concluíram que as células estaminais do terceiro molar humano seriam um candidato adequado para utilização em ensaios experimentais, pré-clínicos e mesmo clínicos.

Bansal.P (2010)[74] , fez um editorial sobre "SHED: No Loss, All Gain", e discutiu que os doentes estão a tomar consciência de que as células estaminais podem beneficiá-los no tratamento de qualquer doença que eles ou os seus entes queridos tenham. As SHED foram identificadas como uma nova população de células estaminais pós-natais com capacidades de diferenciação multipotentes, incluindo a regeneração de tecidos mineralizados in vivo. Estudos recentes demonstraram que as SHED têm a capacidade de se desenvolver em mais tipos de tecidos corporais do que outros tipos de células estaminais. Foi provado que um dente decíduo esfoliado de ocorrência natural é semelhante, em alguns aspectos, a um cordão umbilical, contendo células estaminais que podem oferecer um recurso único de células estaminais para potencial aplicação clínica. Verificou-se que os SHED são estáveis após a criopreservação e podem, por isso, ser bastante úteis para bancos de tecidos de células estaminais.

Ulmer.L, Winker.A e Kohorst.P (2010)[71] fizeram uma revisão sobre "Perspectivas das células estaminais em medicina dentária" e afirmaram que as células estaminais são células que se dividem para produzir uma célula estaminal e uma célula capaz de diferenciação. O segundo é o processo inovador de regeneração de dentes utilizando células do epitélio dentário e células mesenquimatosas in vivo após transplante direto, preservando um tipo de regeneração de tecidos num sentido mais lato. Os marcadores das células estaminais dentárias ajudam a identificar, caraterizar e isolar as células estaminais. Por exemplo, o STRO-1, um antigénio de superfície celular resistente à trisina, é um marcador comummente utilizado para todas as células estaminais mesenquimais dentárias.

Dantuma.E, Merchant.S e Sugaya.K (2010)[72] fizeram uma revisão sobre "Células estaminais para o tratamento de doenças neurodegenerativas" e afirmaram que, desde a descoberta, as células estaminais alteraram a perceção do corpo humano e revolucionaram a investigação médica. A compreensão da forma como o corpo humano se desenvolve e se repara melhorou. A investigação sobre a utilização de células estaminais no tratamento de doenças neurodegenerativas, como a doença de Alzheimer (DA), a doença de Parkinson (DP), a esclerose lateral amiotrófica e a esclerose múltipla, tem suscitado um interesse crescente. Concluiu-se que os ambientes patológicos das doenças neurodegenerativas terão de ser avaliados para observar o efeito nas células estaminais transplantadas. Com o movimento em direção à utilização clínica das células estaminais, os protocolos terão de ser submetidos a um exame minucioso dos seus benefícios pré-clínicos e da análise das experiências projectadas, bem como dos protocolos de consentimento informado.

Mitsiadis.T.A, Feki.A, Papaccio.G e Caton.J, (2011)[80] fizeram um estudo sobre "Dental Pulp stem cells, Nche and Notch Signalling in tooth injury" (Células estaminais da polpa dentária, sinalização Nche e Notch na lesão dentária) e discutiram a decisão entre a auto-renovação e a diferenciação celular é influenciada por um microambiente especializado chamado "The stem cell Niche" (O nicho das células estaminais). O microambiente destes nichos regula a forma como as populações de células estaminais da polpa dentária participam na manutenção, reparação e regeneração dos tecidos. As células estaminais estão distribuídas pelo corpo em vários nichos. Os mecanismos que contribuem para a lesão dentária incluem a indução de apoptose, a ativação de respostas imunitárias e alterações na fisiologia dos tecidos dentários. Após a lesão, as células estaminais são recrutadas de locais de armazenamento remotos para áreas de cicatrização de feridas, onde são enxertadas em grande número.

Hass.R, Casper.C, Stefanie.B e Jacobe. (2011)[77] fez uma revisão sobre "Different population and resources of human mesenchymal stem cells (MSC): A Comparison of adult and neo-natal tissues derived MSC", e discutiu que as MSC têm capacidades migratórias e podem segregar factores de proteção e atuar como matriz primária para a regeneração de tecidos durante a inflamação, lesões tecidulares e certos tipos de cancro. As células estaminais derivadas da medula óssea foram descritas pela primeira vez por Friedenstein et al e continuam a ser as células mais frequentemente investigadas e frequentemente designadas como o padrão de ouro. As MSC são derivadas do tecido adiposo, do sangue periférico, do pulmão ou do coração e têm demonstrado um potencial promissor de proliferação e diferenciação em diferentes tipos de células. Foi resumido que as MSC podem auto-rever-se até um certo ponto e diferenciar-se. Além disso, podem apresentar uma variedade de funções celulares importantes no organismo, incluindo funções de migração e transporte dos locais de lesões locais ou danos nos tecidos, para apoiar a renovação adequada das células e dos tecidos e substituir as áreas danificadas.

Jamal.M, Chogle.S et al (2011)[79] fizeram uma revisão sobre "Células estaminais dentárias e o seu potencial papel na medicina regenerativa" e discutiram os avanços feitos na identificação de células estaminais dentárias e o seu potencial de diferenciação. Foram isolados cinco tipos diferentes de células estaminais dentárias a partir de tecidos moles dentários: polpa dentária, papila apical, folículo dentário e ligamento periodontal.

Caton.J, Bostance.N, Remout.S.E et al (2011)[81] , numa visão sobre, "Future Dentistry: A terapia celular vai ao encontro da reparação e regeneração dentária e periodontal", e afirma que um dos efeitos indesejados do aumento da longevidade da população é o aumento da cárie dentária. No final do século passado, cerca de 25% da população dos EUA com idades compreendidas entre os 65 e os 75 anos tinha perdido os dentes. A utilização de sistemas de células estaminais como ferramenta para a engenharia de tecidos tem um grande potencial. A regeneração periodontal é definida como a reprodução ou reconstrução de um osso alveolar e PDL numa superfície radicular que foi previamente exposta devido à progressão da periodontite. Até à data, a regeneração periodontal é considerada biologicamente possível, mas clinicamente imprevisível. O princípio da aplicação terapêutica de factores de crescimento para a restauração de tecidos danificados baseia-se na regeneração de tecidos adultos, imitando os processos de desenvolvimento embrionário e pós-natal. Os factores de crescimento mais importantes para a regeneração periodontal são o fator de crescimento derivado das plaquetas (PDGF). Fator de crescimento epidérmico (EGF), FGF, IGF, e diferentes BMPs. No final, concluiu-se que, embora a perspetiva da engenharia de tecidos dentários seja muito atractiva, estamos longe de realizar procedimentos clínicos de rotina.

Bansal.R, Bansal.R (2011)[82] fizeram uma revisão sobre "Endodontia regenerativa: A state of the art", e discutiu os procedimentos de base biológica concebidos para criar e fornecer tecidos para substituir o complexo de polpa e dentina doente, ausente e traumatizado. A engenharia de tecidos pode ser definida como um campo interdisciplinar que aplica os princípios da engenharia e das ciências da vida para o desenvolvimento de substitutos biológicos que restauram, mantêm ou melhoram a formação de tecidos. Os três componentes principais são: - Células estaminais - para responder a factores de crescimento, suporte de matriz extracelular (ECM), factores de crescimento (sinais para a morfogénese). Concluiu-se que o sucesso da terapia endodôntica regenerativa depende da capacidade da investigação para criar uma técnica que permita ao clínico criar um tecido pulpar funcional dentro de sistemas de canais radiculares limpos e modelados. O sucesso das aplicações clínicas das células estaminais da polpa é limitado pelas condições de cultura e pela natureza do microambiente em que as células estaminais multipotentes primitivas da polpa são mantidas e expandidas.

Estrela.C, Kitten.T.G, Gava.E et al(2011)[78] fizeram uma revisão sobre, "Mesenchymal stem cells in the Dental tissues: Perspectives for tissue Regeneration", e concluíram que as células estaminais têm a capacidade de se renovar por mitose e podem diferenciar-se em várias células especializadas. As células estaminais embrionárias são pluripotentes e têm a capacidade de se transformar em quase todos os tipos de células do corpo. O microambiente regula o equilíbrio entre a auto-renovação e a diferenciação. A primeira célula estaminal isolada da polpa dentária humana adulta foi designada por células estaminais da polpa dentária. Estas células foram isoladas a partir de terceiros molares permanentes e, devido à sua elevada proliferação e elevada frequência de formação de colónias, produziram nódulos calcificados. Funcionalmente, a polpa dentária pode regenerar a dentina e fornecer-lhe oxigénio, nutrição e inervação, enquanto a dentina dura pode proteger o tecido mole da polpa dentária. As células estaminais podem ser isoladas da polpa de dentes decíduos esfoliados humanos (SHED). As células têm a capacidade de induzir a formação óssea, gerar dentina e diferenciar-se noutros derivados de células mesenquimatosas não dentárias in vitro.

Bongso.A e Lee.H.E (2011)[76] , no seu estudo sobre "Stem cells: From Bench to Bedside", afirmam que foram isoladas e identificadas diversas variedades de células estaminais in vivo e in vitro. De uma forma muito geral, estas células dividem-se em duas classes principais Células estaminais embrionárias/fetais e células estaminais adultas. Alguns cientistas investigam as células estaminais embrionárias devido à sua versatilidade e pluripotência, enquanto outros investigam as células estaminais adultas devido às controversas sensibilidades éticas subjacentes às células estaminais embrionárias. As células estaminais têm a capacidade de se auto-renovarem e de se diferenciarem. As células estaminais são células não especializadas do corpo humano, capazes de se tornarem células especializadas, cada uma com uma nova função celular especializada. O melhor exemplo são as células estaminais da medula óssea que não são especializadas e são capazes de se especializar+ em células sanguíneas, por exemplo, leucócitos e hemácias.

Marawar.P.P, Mani.A, Sachdeva.S et al(2012)[87] fizeram uma revisão sobre "Stem cell in dentistry: An overview", e afirmou que o âmbito de aplicação das células estaminais em medicina dentária é vasto e inclui a formação continuada de raízes, a cicatrização e regeneração da polpa, o reimplante e transplante, a engenharia de tecidos da polpa/dentina e a engenharia biorootécnica. São classificadas de acordo com a plasticidade: pluripotentes, multipotentes e totipotentes. As células estaminais são classificadas de acordo com a sua origem: células autólogas, alogénicas e xenogénicas. **Khojasteh A et al (2012)**[89] discutiram relatórios clínicos e experimentais da aplicação de MSC na reconstrução de defeitos ósseos em modelos vivos. Esta pesquisa foi executada utilizando a base de dados PubMed com várias combinações de palavras-chave relacionadas. Foram revistos estudos publicados atualmente em língua inglesa que aplicaram MSCs como parte do seu protocolo de tratamento para a reconstrução de defeitos ósseos em modelos de ratos, coelhos, cães e humanos. Os estudos incluídos tinham relatado a comprovação de que as células aplicadas eram de origem MSC como parte do desenho do estudo. Foram avaliadas as publicações até 1 de fevereiro de 2010. Da revisão de 187 resumos e textos completos encontrados, 25 artigos preencheram os critérios de inclusão. Os resultados mostraram que existem enormes diferenças entre os investigadores no que respeita à aplicação de MSCs em procedimentos de aumento ósseo. Estas diferenças incluem não só a singularidade das espécies, mas também uma pletora de outras variações, tais como a fonte de células estaminais, locais e tamanhos dos defeitos, suportes e construções, utilização de factores de crescimento adicionais, parâmetros medidos e métodos de recolha de dados. Concluíram que esta revisão não chegou a qualquer conclusão significativa quanto ao modelo "mais previsível" na reconstrução com células estaminais. No entanto, "lança luz" sobre a necessidade de estudos colaborativos adicionais utilizando desenhos homogéneos semelhantes e análise de dados para fazer avançar a ciência da reconstrução óssea utilizando MSCs.

Gopal.S, Lankapalli.M.A (2012)[88] fizeram uma revisão sobre "Stem cell therapy: A new hope for Dentist", afirmou que a ciência compreendeu que o segredo da vida reside no ADN, graças a Sir James Watson e Crick, que fizeram uma descoberta histórica. As células estaminais, com uma extraordinária capacidade de auto-renovação, são capazes de se diferenciar num ou mais tipos de células especializadas, desempenhando um papel crucial na homeostase e na reparação dos tecidos. Concluiu-se que as terapias com células estaminais têm aplicações médicas e dentárias praticamente ilimitadas. A terapia com células estaminais já não é uma ficção científica. Trouxe muita esperança aos investigadores e médicos.

Ensanya Ali Abou Neel (2014)[99] Objectivos: o objetivo desta revisão é informar os profissionais com a informação mais actualizada sobre engenharia de tecidos e as suas potenciais aplicações em medicina dentária. Dados: Foi utilizada uma combinação de palavras-chave como termos de pesquisa, por exemplo, "engenharia de tecidos", "abordagens", "estratégias", "medicina dentária", "células estaminais dentárias", "complexo dentino-pulpar", "regeneração tecidular guiada", "dente inteiro", "ATM", "côndilo", "glândulas salivares" e "mucosa oral". Fontes: Foram utilizados resumos e artigos de texto completo para identificar as causas da perda de tecido craniofacial, diferentes abordagens para reconstruções craniofaciais, como surge a engenharia de tecidos, diferentes estratégias de engenharia de tecidos, biomateriais utilizados para este fim, as principais tentativas de engenharia de diferentes estruturas dentárias e, finalmente, os desafios e o futuro da engenharia de tecidos em medicina dentária. Seleção do estudo: Foram selecionados apenas os artigos que abordavam a engenharia de tecidos em medicina dentária. Conclusões: Tem havido um aumento recente nos métodos de engenharia de tecidos guiados para gerir as doenças periodontais para além das abordagens tradicionais. No entanto, a reconstrução previsível da organização e função inatas de dentes inteiros, bem como das suas estruturas periodontais, continua a ser um desafio. Apesar de alguns progressos limitados e de pequenos sucessos, continuam a existir desafios distintos e importantes no desenvolvimento de abordagens reprodutíveis e clinicamente seguras para a reparação e regeneração dos tecidos orais. É evidente que existe um conjunto convincente de provas que confirmam a necessidade deste tipo de tratamento e que os dados de saúde pública a nível mundial indicam a existência de recursos de doentes mais do que suficientes. O futuro destas terapias que envolvem abordagens mais biológicas e a utilização de células estaminais dos tecidos dentários é promissor e está a avançar. Além disso, poderá haver um interesse significativo na sua aplicação e um potencial mais alargado para tratar doenças para além da região craniofacial. Significado clínico: A consideração dos interesses dos pacientes que poderiam ser ajudados pela aplicação de terapias baseadas em células estaminais deve ser cuidadosamente avaliada em função das actuais preocupações éticas relativas ao estatuto moral do embrião precoce.

CAPÍTULO 3
PROPRIEDADES DAS CÉLULAS ESTAMINAIS

CLASSIFICAÇÃO DAS CÉLULAS ESTAMINAIS

1. DE ACORDO COM A FASE DE CRESCIMENTO[87]

CÉLULAS-TRONCO EMBRIONÁRIAS - localizadas no interior da massa celular da fase de desenvolvimento do blastocisto.

CÉLULAS PÓS-NATALÉTICAS - células que foram isoladas de vários tecidos, incluindo medula óssea, tecido neural, polpa dentária e ligamento periodontal.

2. SEGUNDO A SUA FONTE

CÉLULAS-TRONCO AUTOLÓGICAS - as células são obtidas do mesmo indivíduo em que vão ser implantadas.

CÉLULAS-TRONCO AUTOLÓGICAS - células originárias de um dador da mesma espécie.

CÉLULAS XENOGÉNICAS - células que são aquelas isoladas de indivíduos de outra espécie.

3. DE ACORDO COM A SUA ORIGEM[83]

- Células estaminais do embrião
- Célula estaminal do feto
- Célula estaminal do cordão umbilical
- Célula estaminal de adulto

Tipo de células estaminais:

1) Embrionário
2) Derivado do líquido amniótico
3) Umbilical
4) Derivado da medula óssea
5) Derivados mesenquimais
6) Derivado do tecido adiposo
7) Células estaminais pluripotentes induzidas

Pode diferenciar-se em:

1) Todos os tipos de células
2) Cartilagem, gordura, osso, músculo, células do fígado
3) Fígado, esqueleto, músculo, tecido neural
4) Osso, cartilagem, músculo, gordura, células,
5) Linhagens de células neurais, osso, cartilagem
6) Gordura, cartilagem, músculo, neuronal, osso
7) Qualquer tipo de células[52]

Quatro células estaminais mesenquimais foram isoladas de tecidos dentários

1) Polpa de dentes decíduos esfoliados
2) Ligamento periodontal
3) Papilas apicais
4) Folículo dentário

De acordo com o sistema imunitário, as células estaminais mesenquimais têm duas propriedades[77]

- **Imunossupressão -** descreve o facto de as MSC serem capazes de suprimir várias funções exercidas por diversos imunócitos, como as células T, B e NK. As funções afectadas incluem a proliferação, a produção de factores solúveis (citocinas) e a toxicidade celular.

• **Imunoprivilégio** - significa que as próprias MSC estão de alguma forma protegidas dos mecanismos de defesa imunológica.

As células estaminais diferem de outros tipos de células do corpo. Todas as células estaminais - independentemente da sua origem - **têm duas propriedades gerais** (Figura 2)[78]

1) São capazes de se dividir e de se renovar durante muito tempo.
2) São especializadas e podem dar origem a tipos de células especializadas.

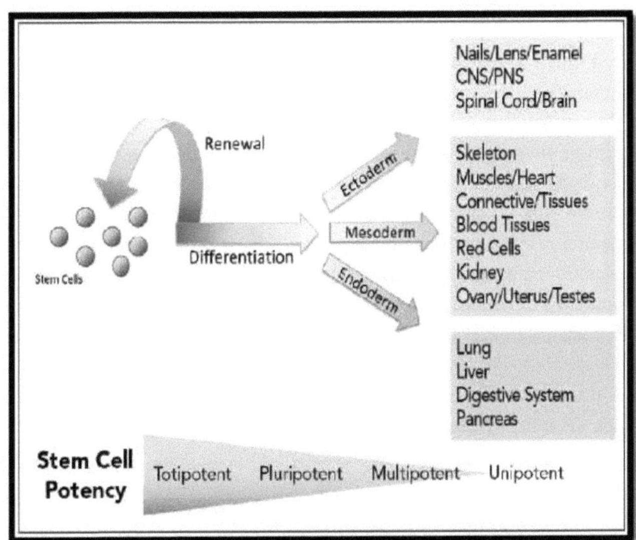

Figura 2: Propriedades das células estaminais

Os cientistas estão a tentar compreender duas propriedades fundamentais das células estaminais que estão relacionadas com a sua AUTO-REENOVAÇÃO a longo prazo.

AS CÉLULAS-TRONCO NÃO SÃO ESPECIALIZADAS - Uma das propriedades fundamentais de uma célula-tronco é o facto de não possuir qualquer tecido - estruturas específicas que lhe permitam desempenhar funções especializadas. Uma célula estaminal não pode trabalhar com as suas vizinhas para bombear sangue através do corpo (ou seja, os músculos do coração); não pode transportar moléculas de oxigénio através da corrente sanguínea e não pode disparar sinais electroquímicos para outras células que permitem que o corpo se mova ou fale.

As células estaminais não especializadas dão origem a células especializadas, incluindo células sanguíneas, células nervosas ou células do músculo cardíaco. São capazes de se auto-renovar e de se diferenciar em várias linhagens, uma vez que se pensa que são células indiferenciadas com diferentes graus de potência e plasticidade.

As células estaminais são capazes de se dividir e de se renovar durante longos períodos: ao contrário das células musculares, das células sanguíneas ou das células nervosas, que normalmente não se replicam, as células estaminais replicam-se muitas vezes. Quando as células se replicam muitas vezes, chama-se PROLIFERAÇÃO. As células estaminais mostram diferentes fases de proliferação celular (Figura 3).

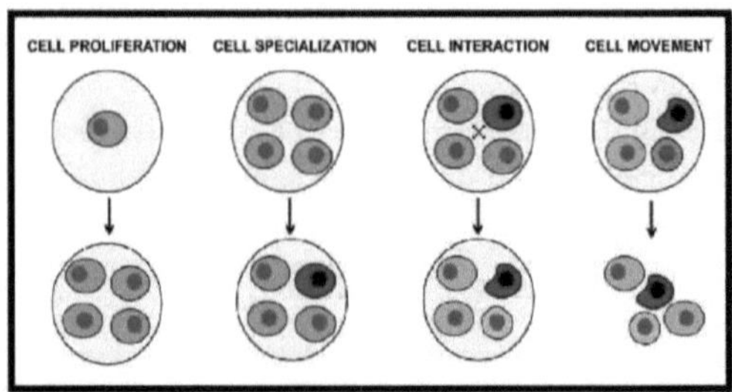

Figura 3: Mostrando diferentes fases da proliferação celular

Uma população inicial de células estaminais que proliferam durante muitos meses no laboratório pode produzir milhões de células. Se as células resultantes continuarem a ser não especializadas, como as células estaminais progenitoras, diz-se que as células são capazes de se auto-renovar a longo prazo. Os factores e as condições que permitem que as células estaminais permaneçam não especializadas são de grande interesse para os cientistas. Por exemplo, foram necessários 20 anos para aprender a cultivar células estaminais embrionárias humanas. As células estaminais podem dar origem a células especializadas - quando células não especializadas dão origem a células especializadas. A este processo dá-se o nome de DIFERENCIAÇÃO. Os cientistas estão apenas a começar a compreender os sinais Os sinais internos e externos que desencadeiam a diferenciação das células estaminais. Os sinais internos são controlados pelos "GENES" das células, que se encontram intercalados em longas cadeias de ADN e transportam todas as estruturas do ADN e instruções codificadas para todas as estruturas e funções de uma célula. Os sinais externos para toda a diferenciação celular incluem substâncias químicas segregadas por outras células, controlo físico com células vizinhas e certas moléculas do microambiente.

<u>DIFERENCIAÇÃO DE CÉLULAS-TRONCO-</u> (Figura-4)

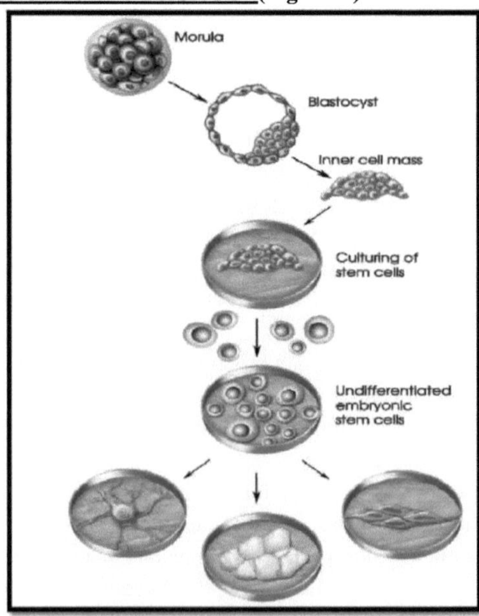

Figura 4: Mostrando a diferenciação das células estaminais

As células estaminais adultas geram normalmente os tipos de células do tecido em que residem. Uma célula estaminal adulta que forma o corpo na medula óssea, ou seja: - dá normalmente origem a muitos tipos de células sanguíneas, como os glóbulos vermelhos, os glóbulos brancos e as plaquetas. As células estaminais de um tecido podem dar origem a um tipo de célula de um tecido completamente diferente, um fenómeno conhecido como **PLASTICIDADE** ou **TRANSDIFERENCIAÇÃO.**

PLASTICIDADE OU TRANSDIFERENCIAÇÃO

Plasticidade das células estaminais adultas - a constatação de que as células estaminais adultas não são, de facto, restritas a uma linhagem. Pensa-se agora que estas células são capazes de dar origem a outros tipos de células num novo local, normalmente não presente no seu órgão de origem, para além do seu órgão de residência.

IMPORTÂNCIA

O conceito de plasticidade também levanta a possibilidade de reparar um órgão doente de um indivíduo através de transplante. Por exemplo, células estaminais autólogas da medula óssea para substituir o fígado doente.

Uma das primeiras demonstrou que as células derivadas da medula óssea podiam ser direcionadas e diferenciar-se em músculos. Outros demonstraram a aparente transdiferenciação da medula óssea em fígado, rim, cardiomiócitos, linhagens de células neurais e intestino.

As razões/propriedades fundamentais para a eficácia das células estaminais são as seguintes: - As células estaminais podem regular as reacções imunitárias locais e sistémicas do hospedeiro de forma a favorecer a regeneração dos tecidos.

- As células estaminais podem proporcionar um fornecimento renovável de células formadoras de tecidos.
- As células estaminais podem elaborar e organizar tecidos in vivo, especialmente na presença de vasculatura.

Ao contrário das células de linhagem terminal, as células estaminais podem ser expandidas exvivo (fora do corpo). Um pequeno número de células estaminais pode ser suficiente para curar defeitos ou tratar doenças. Em contrapartida, é necessário colher um grande número de células de linhagem terminal para a regeneração de tecidos, o que implica trauma e defeitos no local do dador.[65]

CAPÍTULO 4

CÉLULAS ESTAMINAIS EMBRIONÁRIAS

O que são células estaminais embrionárias?[101]

A. Que fases do desenvolvimento embrionário inicial são importantes para gerar células estaminais embrionárias?

Células estaminais embrionárias[76] , como o próprio nome indica, são derivadas de embriões. A maioria das células estaminais embrionárias deriva de embriões que se desenvolvem a partir de óvulos que foram fertilizados ***in vitro*** **-** numa clínica de **fertilização *in vitro*** - e depois doados para fins de investigação com o consentimento informado dos dadores. Não são derivadas de óvulos fertilizados no corpo de uma mulher.

B. ***Como é que as células estaminais embrionárias são cultivadas em laboratório?***

O cultivo de células em laboratório é conhecido como **cultura de células**. As células estaminais embrionárias humanas (hESCs) são geradas através da transferência de células de um embrião **em fase de pré-implantação** para uma placa de cultura de plástico de laboratório que contém um caldo nutritivo conhecido como **meio de cultura**. As células dividem-se e espalham-se pela superfície da placa. No protocolo original, a superfície interna da placa de cultura foi revestida com células de pele embrionária de ratinho especialmente tratadas para não se dividirem. Esta camada de revestimento de células é designada **por camada de alimentação**. As células de rato no fundo da placa de cultura fornecem às células uma superfície pegajosa à qual se podem fixar. Além disso, as células de alimentação libertam nutrientes para o meio de cultura. Os investigadores descobriram agora formas de cultivar células estaminais embrionárias sem células de alimentação de ratinho. Trata-se de um avanço científico significativo devido ao risco de os vírus ou outras macromoléculas presentes nas células de ratinho poderem ser transmitidos às células humanas.

O processo de geração de uma linha de células estaminais embrionárias é algo ineficiente, pelo que não são produzidas linhas de cada vez que as células do embrião em fase de pré-implantação são colocadas numa placa de cultura. No entanto, se as células colocadas em placas sobreviverem, se dividirem e se multiplicarem o suficiente para encher a placa, são retiradas cuidadosamente e colocadas em várias placas de cultura novas. O processo de repicagem ou subcultura das células repete-se muitas vezes e durante muitos meses. Cada ciclo de **subcultura** das células é designado por **passagem**. Uma vez estabelecida a linha celular, as células originais produzem milhões de células estaminais embrionárias. As células estaminais embrionárias que proliferaram em cultura celular durante um período de tempo prolongado sem se diferenciarem e que são **pluripotentes** são designadas por **linha de células estaminais embrionárias**. Em qualquer fase do processo, os lotes de células podem ser congelados e enviados para outros laboratórios para posterior cultura e experimentação.

C. Que testes laboratoriais são utilizados para identificar as células estaminais embrionárias?

Em vários momentos durante o processo de geração de linhas de células estaminais embrionárias, os cientistas testam as células para ver se elas exibem as propriedades fundamentais que as tornam células estaminais embrionárias. Este processo é designado por caraterização.

Os laboratórios que cultivam linhas de células estaminais embrionárias humanas utilizam vários tipos de testes, incluindo: Cultivo e subcultura das células estaminais durante muitos meses. Isto assegura que as células são capazes de crescer a longo prazo e de se auto-renovar.

Os cientistas inspeccionam as culturas através de um microscópio para verificar se as células têm um aspeto saudável e permanecem **indiferenciadas**. Utilizam técnicas específicas para determinar a presença de factores de transcrição que são normalmente produzidos por células indiferenciadas.

Dois dos factores de transcrição mais importantes são o Nanog e o Oct4. Os factores de transcrição ajudam a **ligar** e desligar **genes** no momento certo, o que é uma parte importante dos processos de **diferenciação** celular e desenvolvimento embrionário. Neste caso, tanto o Oct 4 como o Nanog estão associados à manutenção das células estaminais num estado indiferenciado, capaz de se auto-renovar.

Utilização de técnicas específicas para determinar a presença de determinados marcadores de superfície celular que são normalmente produzidos por células indiferenciadas. Exame dos cromossomas ao microscópio. Este é um método para avaliar se os cromossomas estão danificados ou se o número de cromossomas mudou. Não detecta mutações genéticas nas células. Determinar se as células podem ser novamente cultivadas, ou subcultivadas, após congelamento, descongelamento e replantação. Testar se as células estaminais embrionárias humanas são pluripotentes através de

1) permitindo que as células se diferenciem espontaneamente em cultura celular;
2) manipular as células de modo a que se diferenciem para formar células caraterísticas das três **camadas germinativas**; ou
3) injetar as células num rato com um sistema imunitário suprimido para testar a formação de um tumor benigno chamado **teratoma**. Uma vez que o sistema imunitário do rato é suprimido, as células estaminais humanas injectadas não são rejeitadas pelo sistema imunitário do rato e os cientistas podem observar o crescimento e a diferenciação das células estaminais humanas. Os teratomas contêm normalmente uma mistura de muitos tipos de células diferenciadas ou parcialmente diferenciadas - uma indicação de que as células estaminais embrionárias são capazes de se diferenciar em vários tipos de células.

D. Como é que as células estaminais embrionárias são estimuladas a diferenciar-se?

Desde que as células estaminais embrionárias em cultura sejam cultivadas em condições adequadas, podem permanecer indiferenciadas (não especializadas). Mas se as células se agruparem para formar **corpos embrióides**, começam a diferenciar-se espontaneamente. Podem formar células musculares, células nervosas e muitos outros tipos de células. Embora a diferenciação espontânea seja uma boa indicação de que uma cultura de células estaminais embrionárias é saudável, não é uma forma eficiente de produzir culturas de tipos de células específicos.

Assim, para gerar culturas de tipos específicos de células diferenciadas - células do músculo cardíaco, células sanguíneas ou células nervosas, por exemplo - os cientistas tentam controlar a diferenciação das células estaminais embrionárias. Alteram a composição química do meio de cultura, alteram a superfície da placa de cultura ou modificam as células através da inserção de genes específicos.

Ao longo de anos de experimentação, os cientistas estabeleceram alguns protocolos básicos ou "receitas" para a **diferenciação dirigida** de células estaminais embrionárias em alguns tipos específicos de células (Figura 5).

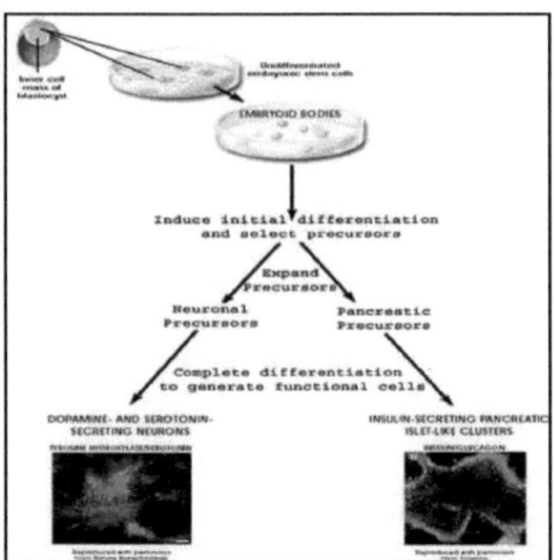

Figura 5. Diferenciação dirigida de células estaminais embrionárias de ratinho.

Se os cientistas conseguirem orientar de forma fiável a diferenciação das células estaminais embrionárias para tipos de células específicos, poderão, no futuro, utilizar as células diferenciadas resultantes para tratar determinadas doenças. As doenças que poderão ser tratadas através do transplante de células geradas a partir de células estaminais embrionárias humanas incluem a diabetes, lesões traumáticas da espinal medula, distrofia muscular de Duchenne, doenças cardíacas e perda de visão e audição.

Definição das propriedades das células estaminais embrionárias[55]

1. Derivado da massa celular interna / epiblasto do blastocisto do embrião pré-implantação ou periimplantação.
2. Capaz de sofrer uma proliferação ilimitada num estado indiferenciado.
3. Apresentar e manter um complemento normal estável e diploide de cromossomas.
4. Pode dar origem a tipos de células diferenciadas que são derivados das três camadas germinativas embrionárias (ectoderme, mesoderme e endoderme), mesmo após cultura prolongada.
5. Capaz de se integrar em todos os tecidos fetais durante o desenvolvimento.
6. Capaz de colonizar a linha germinal e dar origem a óvulos ou espermatozóides.
7. Clonogénica, ou seja, uma única célula ES pode dar origem a uma colónia de células geneticamente idênticas ou clones, que têm as mesmas propriedades que a célula original.
8. Expressa o fator de transcrição Oct-4, que ativa ou inibe uma série de alvos
   e mantém as células ES num estado proliferativo e não diferenciador.
9. Pode ser induzida a continuar a proliferar ou a diferenciar-se.
10. Falta o ponto de controlo G1 no ciclo celular. As células ES passam a maior parte do tempo na fase S do ciclo celular, durante a qual sintetizam ADN. Ao contrário das células somáticas diferenciadas, as células ES não necessitam de qualquer estímulo externo para iniciar a replicação do ADN.
11. Não apresentam inativação do X. Em cada célula somática de uma fêmea de mamífero, um dos dois

    Os cromossomas X ficam permanentemente inactivados, mas tal não acontece nas células ES indiferenciadas.

CÉLULAS ESTAMINAIS EMBRIONÁRIAS[ ][76]

Estas células estaminais podem ser diferenciadas em qualquer célula do corpo humano. Atualmente, não são utilizadas em seres humanos para tratamento, mas são muito valiosas no domínio da investigação. Estas células são muito primitivas, na medida em que ainda não começaram a assumir qualquer função celular específica e são derivadas de um feto. As células estaminais embrionárias foram colhidas de embriões, são células derivadas da massa celular interna do blastocisto (embrião em fase inicial, com 4-5 dias de idade, constituído por 50-150 células) ou do embrião em fase de mórula anterior. (Figura 6). Por outras palavras, estas são as células que formam as três camadas germinativas e são capazes de desenvolver mais de 200 tipos de células. Em 1998, a primeira linha de células estaminais embrionárias humanas foi obtida na Universidade de Wisconsin-Madison. As células estaminais embrionárias colocam problemas morais e técnicos: uma vez que estas células se desenvolverão mais tarde num ser humano, a sua obtenção implica a destruição de um embrião. Do ponto de vista técnico, estas células são difíceis de controlar e de crescer, podendo mesmo formar tumores após a sua injeção. Diferenciar as células estaminais embrionárias em células utilizáveis e evitar a rejeição do transplante são apenas alguns dos obstáculos que os investigadores de células estaminais embrionárias ainda enfrentam. Após dez anos de investigação, não existem tratamentos aprovados nem ensaios em seres humanos que utilizem células estaminais embrionárias. No entanto, devido às capacidades combinadas de expansão ilimitada e pluripotência, as células estaminais embrionárias continuam a ser uma fonte teoricamente potencial de medicina regenerativa e de substituição de tecidos após lesões ou doenças.

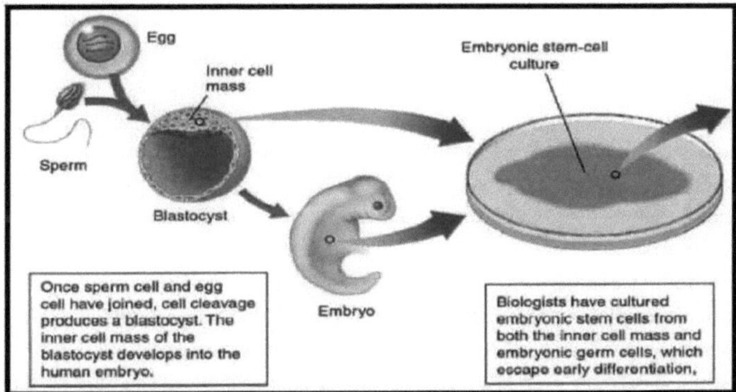

A Figura 6 mostra que as células estaminais embrionárias foram colhidas de embriões, são células derivadas da massa celular interna do blastocisto (embrião em fase inicial, com 4-5 dias de idade, constituído por 50-150 células) do embrião em fase de mórula anterior.

CAPÍTULO 5

CÉLULAS ESTAMINAIS ADULTAS

O que são células estaminais adultas?[101]

Pensa-se que uma célula **estaminal adulta** é uma célula **indiferenciada**, que se encontra entre as células diferenciadas de um tecido ou órgão. A célula estaminal adulta pode renovar-se e diferenciar-se para produzir alguns ou todos os principais tipos de células especializadas do tecido ou órgão. O papel principal das células estaminais adultas num organismo vivo é o de manter e reparar o tecido em que se encontram. Os cientistas também utilizam o termo **célula estaminal somática** em vez de célula estaminal adulta, em que somática se refere às células do corpo (e não às células germinativas, espermatozóides ou óvulos). Ao contrário das **células** estaminais **embrionárias**, que são definidas pela sua origem (células do embrião **em fase de pré-implantação**), a origem das células estaminais adultas em alguns tecidos maduros ainda está a ser investigada.

A investigação sobre as células estaminais adultas tem gerado grande entusiasmo. Esta descoberta levou investigadores e clínicos a perguntar se as células estaminais adultas poderiam ser utilizadas em transplantes. De facto, as células estaminais hematopoiéticas adultas, ou formadoras de sangue, da medula óssea têm sido utilizadas em transplantes há mais de 40 anos. Os cientistas têm agora provas de que existem células estaminais no cérebro e no coração, dois locais onde inicialmente não se esperava que residissem células estaminais adultas. Se a diferenciação das células estaminais adultas puder ser controlada em laboratório, estas células poderão tornar-se a base de terapias baseadas em transplantes.

A história da investigação sobre células estaminais adultas começou há mais de 60 anos. Na década de 1950, os investigadores descobriram que a medula óssea contém pelo menos dois tipos de células estaminais. Uma população, designada **por células estaminais hematopoiéticas**, forma todos os tipos de células sanguíneas do corpo. Uma segunda população, designada por células estaminais **estromais da medula óssea** (também designadas por **células estaminais mesenquimais** ou células estaminais esqueléticas), foi descoberta alguns anos mais tarde. Estas células estaminais não hematopoiéticas constituem uma pequena proporção da população de **células estromais** da medula óssea e podem gerar células ósseas, cartilagíneas e adiposas que suportam a formação de sangue e de tecido conjuntivo fibroso.

A. Onde se encontram as células estaminais adultas e qual a sua função normal?

As células estaminais adultas foram identificadas em muitos órgãos e tecidos, incluindo o cérebro, a medula óssea, o sangue periférico, os vasos sanguíneos, o músculo esquelético, a pele, os dentes, o coração, o intestino, o fígado, o epitélio do ovário e o testículo. Pensa-se que residem numa área específica de cada tecido (designada por "nicho de células estaminais"). Em muitos tecidos, os dados actuais sugerem que alguns tipos de células estaminais são pericitos, células que compõem a camada mais externa dos pequenos vasos sanguíneos. As células estaminais podem permanecer quiescentes (não se dividem) durante longos períodos de tempo até serem activadas por uma necessidade normal de mais células para manter os tecidos, ou por doença ou lesão dos tecidos.

Normalmente, existe um número muito reduzido de células estaminais em cada tecido e, uma vez retiradas do corpo, a sua capacidade de divisão é limitada, o que dificulta a geração de grandes quantidades de células estaminais. Os cientistas de muitos laboratórios estão a tentar encontrar melhores formas de cultivar grandes quantidades de células estaminais adultas em **cultura celular** e de as manipular para gerar tipos específicos de células, de modo a poderem ser utilizadas para tratar lesões ou doenças. Alguns exemplos de potenciais tratamentos incluem a regeneração de ossos utilizando células derivadas do estroma da medula óssea, o desenvolvimento de células produtoras de insulina para a diabetes tipo 1 e a reparação do músculo cardíaco danificado após um ataque cardíaco com células do músculo cardíaco.

B. Que testes são utilizados para identificar as células estaminais adultas?

Os cientistas utilizam frequentemente um ou mais dos seguintes métodos para identificar as células estaminais adultas: (1) marcam as células num tecido vivo com marcadores moleculares e depois determinam os tipos de células especializadas que geram; (2) removem as células de um animal vivo, marcam-nas em cultura de células e transplantam-nas novamente para outro animal para determinar se as células substituem (ou "repovoam") o seu tecido de origem.

É importante que os cientistas demonstrem que uma única célula estaminal adulta pode gerar uma linha de células geneticamente idênticas que depois dão origem a todos os tipos de células diferenciadas do tecido. Para confirmar experimentalmente que uma suposta célula estaminal adulta é de facto uma célula estaminal, os cientistas tendem a demonstrar que a célula pode dar origem a estas células geneticamente idênticas em cultura e/ou que uma população purificada destas células estaminais candidatas pode repovoar ou reformar o tecido após transplante para um animal.

C. O que se sabe sobre a diferenciação das células estaminais adultas?

Tal como indicado acima, os cientistas referiram que as células estaminais adultas ocorrem em muitos tecidos e que entram em vias normais **de diferenciação** para formar os tipos de células especializadas do tecido em que residem.

Vias normais de diferenciação das células estaminais adultas. Num animal vivo, as células estaminais adultas estão disponíveis para se dividirem, quando necessário, e podem dar origem a tipos de células maduras que têm formas caraterísticas e estruturas e funções especializadas de um determinado tecido. Seguem-se exemplos de vias de diferenciação das células estaminais adultas (Figura 7) que foram demonstradas in vitro ou in vivo.

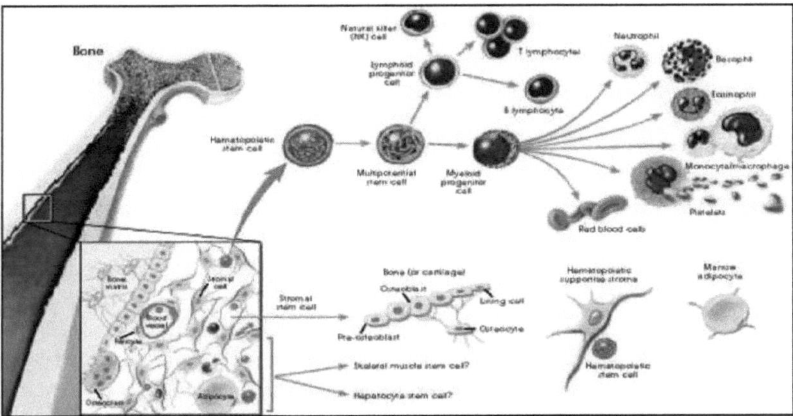

Figura 7. Diferenciação de células estaminais hematopoiéticas e estromais.

As células estaminais hematopoiéticas dão origem a todos os tipos de células sanguíneas: glóbulos vermelhos, linfócitos B, linfócitos T, células assassinas naturais, neutrófilos, basófilos, eosinófilos, monócitos e macrófagos.

As células estaminais mesenquimatosas estão presentes em muitos tecidos. As células da medula óssea (células estaminais estromais da medula óssea, células estaminais esqueléticas) dão origem a uma variedade de tipos de células: células ósseas (osteoblastos e osteócitos), células da cartilagem (condrócitos), células adiposas (adipócitos) e células estromais que suportam a formação de sangue.

No entanto, ainda não é claro até que ponto as células mesenquimatosas derivadas de fontes não provenientes da medula óssea são semelhantes ou diferentes das células do estroma da medula óssea.
As células estaminais neurais do cérebro dão origem aos seus três principais tipos de células: células nervosas (neurónios) e duas categorias de células não neuronais - astrócitos e oligodendrócitos.
As células estaminais epiteliais no revestimento do trato digestivo ocorrem nas criptas profundas e dão origem a vários tipos de células: células absorventes, células caliciformes, células de Paneth e células enteroendócrinas.
As células estaminais da pele encontram-se na camada basal da epiderme e na base dos folículos pilosos. As células estaminais epidérmicas dão origem a queratinócitos, que migram para a superfície da pele e formam uma camada protetora. As células estaminais foliculares podem dar origem tanto ao folículo piloso como à epiderme.
Transdiferenciação. Várias experiências relataram que certos tipos de células estaminais adultas podem diferenciar-se em tipos de células presentes em órgãos ou tecidos diferentes dos esperados a partir da linhagem prevista das células (ou seja, células estaminais cerebrais que se diferenciam em células sanguíneas ou células formadoras de sangue que se diferenciam em células musculares cardíacas, etc.). Este fenómeno é designado por **transdiferenciação.**
Embora tenham sido observados casos isolados de transdiferenciação em algumas espécies de vertebrados, a questão de saber se este fenómeno ocorre efetivamente nos seres humanos é objeto de debate na comunidade científica. Em vez de transdiferenciação, os casos observados podem envolver a fusão de uma célula dadora com uma célula recetora. Outra possibilidade é que as células estaminais transplantadas segregam factores que encorajam as células estaminais do recetor a iniciar o processo de reparação. Mesmo quando a transdiferenciação é detectada, apenas uma percentagem muito pequena de células passa por este processo.
Numa variação das experiências de transdiferenciação, os cientistas demonstraram recentemente que certos tipos de células adultas podem ser "reprogramados" noutros tipos de células in vivo, utilizando um processo bem controlado de modificação genética (ver secção VI para uma análise dos princípios da reprogramação). Esta estratégia pode oferecer uma forma de reprogramar células disponíveis noutros tipos de células que tenham sido perdidas ou danificadas devido a doenças. Por exemplo, uma experiência recente mostra como as células beta pancreáticas, as células produtoras de insulina que são perdidas ou danificadas na diabetes, podem ser criadas através da reprogramação de outras células pancreáticas. Ao "reiniciar" a expressão de três genes críticos das células beta em células exócrinas pancreáticas adultas diferenciadas, os investigadores conseguiram criar células semelhantes às células beta que podem segregar insulina. As células reprogramadas eram semelhantes às células beta em aparência, tamanho e forma; expressavam genes caraterísticos das células beta; e foram capazes de restaurar parcialmente a regulação do açúcar no sangue em ratinhos cujas próprias células beta tinham sido destruídas quimicamente. Embora não seja uma transdiferenciação por definição, este método de reprogramação de células adultas pode ser utilizado como modelo para reprogramar diretamente outros tipos de células adultas.
Para além da reprogramação de células para se tornarem um tipo de célula específico, é agora possível reprogramar células somáticas adultas para se tornarem semelhantes a células estaminais embrionárias **(células estaminais pluripotentes induzidas, iPSC)** através da introdução de genes embrionários. Deste modo, é possível gerar uma fonte de células específicas do dador, aumentando assim a probabilidade de compatibilidade se essas células forem utilizadas para a regeneração de tecidos. No entanto, tal como acontece com as células estaminais embrionárias, a determinação dos métodos através dos quais as iPSCs podem ser completa e reprodutivamente comprometidas com as linhagens celulares adequadas ainda está a ser investigada.

SEMELHANÇAS E DIFERENÇAS ENTRE CÉLULAS ESTAMINAIS EMBRIONÁRIAS E ADULTAS

As células estaminais humanas embrionárias e **adultas** têm vantagens e desvantagens no que respeita à sua potencial utilização em **terapias regenerativas baseadas em células**. Uma das principais diferenças entre as células estaminais adultas e embrionárias reside nas suas diferentes capacidades em termos de número e tipo de tipos de células diferenciadas em que se podem transformar. **As células estaminais embrionárias** podem transformar-se em todos os tipos de células do corpo porque são **pluripotentes**. Pensa-se que as células estaminais adultas se limitam a diferenciar-se em diferentes tipos de células do seu tecido de origem.

As células estaminais embrionárias podem ser cultivadas com relativa facilidade em cultura. As células estaminais adultas são raras nos tecidos maduros, pelo que o seu isolamento a partir de um tecido adulto é um desafio e ainda não foram desenvolvidos métodos para aumentar o seu número em **cultura celular**. Esta é uma distinção importante, uma vez que é necessário um grande número de células para as terapias de substituição de células estaminais.

Os cientistas acreditam que os tecidos derivados de células estaminais embrionárias e adultas podem diferir na probabilidade de serem rejeitados após o transplante. Ainda não sabemos ao certo se os tecidos derivados de células estaminais embrionárias causariam rejeição do transplante, uma vez que relativamente poucos ensaios clínicos testaram a segurança das células transplantadas derivadas de hESCS.

Atualmente, considera-se que as células estaminais adultas e os tecidos delas derivados têm menos probabilidades de provocar rejeição após o transplante. Isto deve-se ao facto de as células do próprio doente poderem ser expandidas em cultura, induzidas a assumir um tipo de célula específico **(diferenciação)** e depois reintroduzidas no doente. A utilização de células estaminais adultas e de tecidos derivados de células estaminais adultas do próprio doente significaria que as células teriam menos probabilidades de serem rejeitadas pelo sistema imunitário. Isto representa uma vantagem significativa, uma vez que a rejeição imunitária só pode ser contornada através da administração contínua de fármacos imunossupressores, e os próprios fármacos podem causar efeitos secundários deletérios.

Quais são as potenciais utilizações das células estaminais humanas e os obstáculos que têm de ser ultrapassados para que essas potenciais utilizações se concretizem?

Há muitas formas de utilizar as células estaminais humanas na investigação e na clínica. O estudo das **células estaminais embrionárias humanas** permitirá obter informações sobre os acontecimentos complexos que ocorrem durante o desenvolvimento humano. Um dos principais objectivos deste trabalho é identificar a forma como as células estaminais **indiferenciadas** se transformam nas células diferenciadas que formam os tecidos e os órgãos. Os cientistas sabem que a **ativação** e desativação **dos genes** é fundamental para este processo. Algumas das doenças mais graves, como o cancro e os defeitos congénitos, devem-se a uma **divisão** e **diferenciação celulares** anormais. Uma compreensão mais completa dos controlos genéticos e moleculares destes processos pode fornecer informações sobre a forma como essas doenças surgem e sugerir novas estratégias de terapia. O controlo previsível da proliferação e diferenciação celular exige investigação básica adicional sobre os sinais moleculares e genéticos que regulam a divisão e especialização celular. Embora os recentes desenvolvimentos com células iPS sugiram alguns dos factores específicos que podem estar envolvidos, é necessário desenvolver técnicas para introduzir estes factores de forma segura nas células e controlar os processos que são induzidos por estes factores.

As células estaminais humanas estão atualmente a ser utilizadas para testar novos medicamentos. A segurança dos novos medicamentos é testada em células diferenciadas geradas a partir de linhas de células **pluripotentes** humanas. Outros tipos de linhas celulares têm uma longa história de utilização desta forma. As linhas de células cancerígenas, por exemplo, são utilizadas para analisar potenciais medicamentos antitumorais. A disponibilidade de células estaminais pluripotentes permitiria o ensaio de medicamentos numa gama mais vasta de tipos de células. No entanto, para que o rastreio de medicamentos seja eficaz, as condições devem ser idênticas quando se comparam medicamentos diferentes. Por conseguinte, os cientistas devem ser capazes de controlar com precisão a diferenciação das células estaminais no tipo de célula específico em que os medicamentos serão testados. Para alguns tipos de células e tecidos, os conhecimentos actuais sobre os sinais que controlam a diferenciação não permitem imitar com precisão estas condições para gerar populações puras de células diferenciadas para cada fármaco a testar.

Talvez a aplicação potencial mais importante das células estaminais humanas seja a geração de células e tecidos que possam ser utilizados em **terapias baseadas em células**. Atualmente, os órgãos e tecidos doados são frequentemente utilizados para substituir tecidos doentes ou destruídos, mas a necessidade de tecidos e órgãos transplantáveis ultrapassa de longe a oferta disponível. As células estaminais, orientadas para se diferenciarem em tipos específicos de células, oferecem a possibilidade de uma fonte renovável de células e tecidos de substituição para tratar doenças como a degenerescência macular, lesões da espinal medula, acidentes vasculares cerebrais, queimaduras, doenças cardíacas, diabetes, osteoartrite e artrite reumatoide.

Por exemplo, pode vir a ser possível gerar células saudáveis do músculo cardíaco em laboratório e depois transplantá-las para doentes com doença cardíaca crónica. Investigações preliminares em ratos e outros animais indicam que **as células estromais da medula óssea**, transplantadas para um coração danificado, podem ter efeitos benéficos. Está a ser investigado se estas células podem gerar células musculares cardíacas ou estimular o crescimento de novos vasos sanguíneos que repovoam o tecido cardíaco, ou se podem ajudar através de qualquer outro mecanismo. Por exemplo, as células injectadas podem conseguir a reparação através da secreção de factores de crescimento, em vez de serem efetivamente incorporadas no coração. Os resultados promissores dos estudos em animais serviram de base a um pequeno número de estudos exploratórios em seres humanos. Outros estudos recentes em sistemas **de cultura de células** indicam que pode ser possível dirigir a **diferenciação** de células estaminais embrionárias ou de células adultas da medula óssea em células do músculo cardíaco (Figura 8).

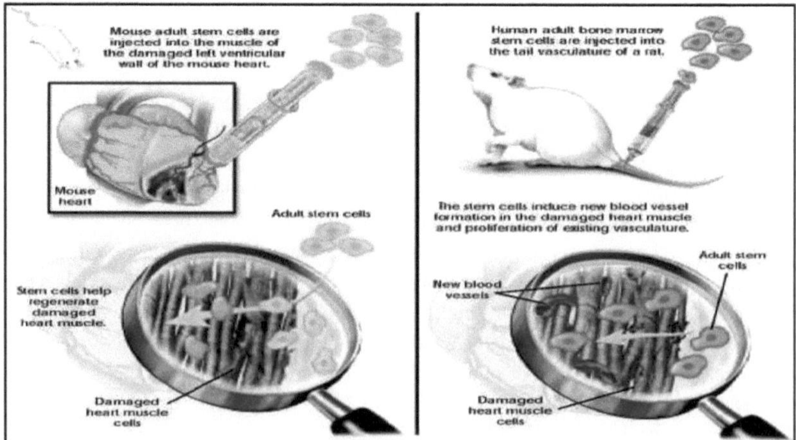

Figura 8. Estratégias de reparação do músculo cardíaco com células estaminais adultas.

Nas pessoas que sofrem de diabetes de tipo 1, as células do pâncreas que normalmente produzem insulina são destruídas pelo próprio sistema imunitário do doente. Novos estudos indicam que pode ser possível dirigir a diferenciação de células estaminais embrionárias humanas em cultura celular para formar células produtoras de insulina que, eventualmente, poderão ser utilizadas na terapia de transplante para pessoas com diabetes.

Para concretizar a promessa de novas terapias baseadas em células para doenças tão generalizadas e debilitantes, os cientistas têm de ser capazes de manipular as células estaminais de modo a que estas possuam as caraterísticas necessárias para uma diferenciação, transplante e enxerto bem sucedidos. Segue-se uma lista de etapas de tratamentos bem sucedidos baseados em células que os cientistas terão de aprender a controlar para poderem levar esses tratamentos para a clínica. Para serem úteis para fins de transplante, as células estaminais têm de ser reproduzidas para:

Proliferam extensivamente e geram quantidades suficientes de células para a produção de tecidos.

Diferenciar-se no(s) tipo(s) de célula(s) pretendido(s).

Sobreviver no recetor após o transplante.

Integrar-se no tecido circundante após o transplante.

Funcionar corretamente durante toda a vida do destinatário.

Evitar prejudicar o destinatário de qualquer forma.

CAPÍTULO 6

CÉLULAS ESTAMINAIS EM MEDICINA DENTÁRIA

As células estaminais e as terapias com células estaminais vão tornar-se um aspeto importante na prática diária dos profissionais de medicina dentária. É importante que todos os dentistas, especialistas em medicina dentária, higienistas e o seu pessoal auxiliar se informem sobre os princípios básicos da ciência das células estaminais. Os pacientes vão ao dentista devido a infecções, traumatismos, anomalias congénitas ou outras doenças, como o cancro orofacial e as doenças das glândulas salivares.

A cárie e a doença periodontal continuam a ser duas das doenças mais prevalentes que afectam o ser humano. Enquanto o tecido nativo está ausente nas anomalias congénitas, as doenças como a cárie ou a ressecção de tumores resultam em defeitos de tecido. A amálgama, os compósitos e até os implantes dentários de titânio podem falhar, e todos têm um tempo de serviço limitado. (Rahman e Mao, 2005)[31]

Porque é que as células estaminais são melhores do que os implantes duradouros, como os implantes dentários de titânio? Uma resposta curta a esta pergunta é que as células estaminais levam à regeneração dos dentes com ligamento periodontal que pode remodelar com o hospedeiro. As células estaminais adultas podem ser utilizadas para regenerar o osso e corrigir defeitos orais e craniofaciais.

Tanto os estudos in vitro como a investigação in vivo em modelos animais demonstraram que as células estaminais adultas derivadas dos dentes podem ser utilizadas para regenerar as raízes dos dentes na presença de factores de crescimento adequados e de um "suporte" biologicamente compatível.

A terapia regenerativa é menos invasiva do que o implante cirúrgico, e os primeiros estudos em animais sugerem resultados comparáveis em termos de resistência e função do implante biológico em comparação com um implante dentário tradicional. As células estaminais extraídas da polpa dentária de um terceiro molar podem ser colhidas e depois implantadas diretamente na câmara pulpar de um dente gravemente ferido.

O objetivo é regenerar a polpa no interior do dente danificado, evitando a necessidade de tratamento endodôntico. As células estaminais derivadas do ligamento periodontal podem ser promissoras na regeneração do ligamento periodontal e de outras estruturas de suporte do periodonto que tenham sido destruídas pela doença gengival, com uma abordagem alternativa às terapias clínicas tradicionais. Os enxertos ósseos de engenharia de tecidos serão úteis para os profissionais de todas as especialidades dentárias. Os tecidos futuros também podem incluir articulações da ATM e suturas cranianas, que seriam especialmente úteis para cirurgiões craniofaciais e bucomaxilofaciais.

Quando as terapias actuais, incluindo enxertos de tecido autólogo, enxertos xenogénicos, enxertos de tecido alogénico e materiais sintéticos, são comparadas com as terapias baseadas em células estaminais, é ambíguo que as terapias baseadas em células estaminais saiam vencedoras. Por exemplo, os enxertos de tecido autólogo são colhidos com trauma e morbilidade no local do dador. Em contrapartida, as células estaminais podem ser isoladas por aspiração ou, no caso das células estaminais dentárias, a partir de dentes extraídos para procedimentos médicos necessários, com pouco trauma.

Os enxertos de tecido autólogo estão sujeitos a um fornecimento limitado. Os materiais estranhos estão sujeitos a imunorejeição. Em comparação, um pequeno número de células estaminais pode ser rapidamente expandido para uma quantidade suficiente para curar defeitos relativamente grandes. A transmissão de agentes patogénicos pode estar associada a transplantes alogénicos e xenogénicos, mas não é um problema com as células estaminais autólogas. A maioria dos materiais sintéticos está sujeita a desgaste, ao passo que as terapias baseadas em células estaminais se integram no doente.

Foi demonstrado que as células estaminais mesenquimais se diferenciam em tecidos ósseos, cartilaginosos, fibrosos, adiposos e musculares. Estes são apenas alguns exemplos da utilização potencial das MSC, incluindo as células estaminais dentárias que são provavelmente MSC especializadas, em tratamentos médicos e dentários. As MSC estão a ser exploradas pelo seu potencial em terapias para enfartes cardíacos, doenças imunitárias, Parkinson e doenças hepáticas.

As células estaminais mesenquimais (MSCs) foram identificadas pela primeira vez em aspirados de medula óssea de adultos. Desenvolveram aglomerados clonogénicos de unidades formadoras de colónias fibroblásticas aderentes com potencial para sofrer uma proliferação extensiva in vitro e para se diferenciarem em diferentes linhagens de células estromais[62] .

Desde então, a medula óssea foi a fonte mais utilizada de MSCs; no entanto, havia a necessidade de isolar MSCs de tecidos acessíveis com menos trauma cirúrgico. Nos últimos anos, as células estaminais dos tecidos dentários proporcionaram uma fonte alternativa de MSC, com a caraterização das células estaminais das células estaminais da polpa dentária (DPSCs)[11] , células estaminais do ligamento periodontal (PDLSCs)[21],[27],[32] células estaminais de dentes decíduos esfoliados humanos (SHED)[19] , células progenitoras do folículo dentário (DFPCs)[30] , células estaminais da papila apical (SCAP)[51] , células estaminais do periósteo oral (OPSCs)[46] e, recentemente, do tecido conjuntivo gengival (GINGSCs)[70]

Células estaminais estromais da medula óssea (BMSSC) ou células estaminais mesenquimais (MSCs): tipos de células mais bem caracterizados envolvidos na regeneração do tecido conjuntivo. Estas células precursoras multipotentes têm a capacidade de se diferenciar em células de tecidos mesenquimatosos e não mesenquimatosos in vitro e in vivo, incluindo linhagens mesodérmicas (adipócitos, osteoblastos, condrócitos, tenócitos, miócitos esqueléticos e células estromais viscerais)[9],[23],[18],[14] ,ectodérmicas (neurónios, astrócitos)[12] e endodérmicas (hepatócitos)[49] derivadas.

No entanto, as BMSSC demonstram um potencial de desenvolvimento inferior e um período de vida mais curto do que as células estaminais embrionárias totipotentes[20] . No entanto, as BMSSC humanas pós-natais são facilmente passíveis de diferenciação dirigida, não foi registada a formação de tumores in vivo e não são limitadas por considerações éticas. Originalmente, as BMSSC foram isoladas da medula óssea e do estroma do baço e do timo[48] , tendo atualmente sido isoladas células semelhantes a MSC do osso trabecular, periósteo, cartilagem articular, sinóvia, líquido sinovial, músculos, tecido adiposo, tendões, sangue, vasos sanguíneos, vasculatura do cordão umbilical, tecidos fetais e pele[16] . Embora seja evidente que as MSC isoladas de diferentes tecidos têm um grande potencial para aplicações de engenharia de tecidos com base em células, algumas das questões técnicas a ultrapassar no futuro incluem a identificação e o isolamento de tipos de células precursoras adequadas, o estabelecimento de condições óptimas de crescimento e diferenciação in vitro e a conceção de veículos de transporte biocompatíveis para o transplante in vivo de BMSSC[48],[22],[4] . Assim, na figura 9, as fontes de

MSC para a regeneração de tecidos orais e o tratamento de doenças orais mediado por MSC [84]

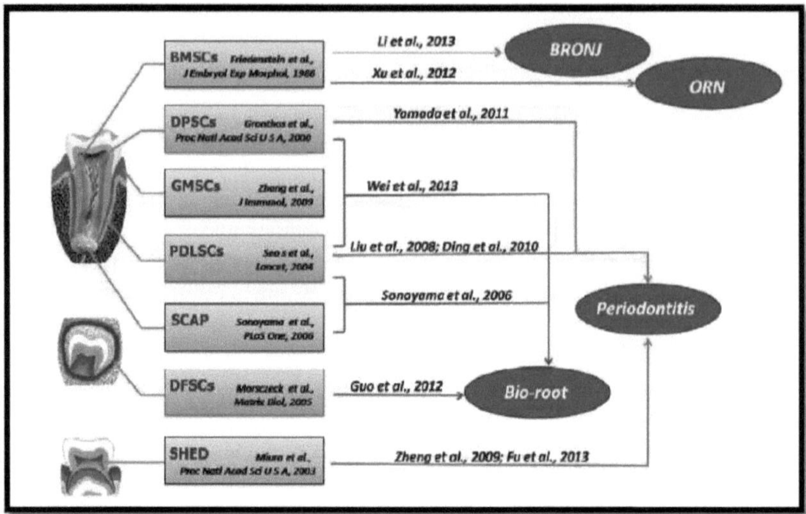

Figura-9; Fontes de MSC para regeneração de tecidos orais e tratamento de doenças orais mediado por MSC [84]

Maria et al[48] , discutiram o potencial das células estaminais da medula óssea para a reconstrução de tecidos craniofaciais, incluindo o ligamento periodontal, o cemento, o osso, o côndilo, o dente e a mucosa oral. Kawaguchi e colaboradores demonstraram o potencial de regeneração do tecido periodontal através do autotransplante de BMSSCs[22] . Embora a capacidade de formação de osso das BMSSC humanas esteja bem documentada, são escassas as provas da formação de outros tecidos, como a cartilagem, o ligamento, o tendão e o músculo, em modelos pré-clínicos.

Castro-Malaspina H et al 1980 identificaram que as BMSSC têm a capacidade de formar colónias aderentes, morfologicamente semelhantes aos fibroblastos (colony forming unit-fibroblastic, CFU-F), quando colocadas em placas a baixas densidades celulares na presença de meios suplementados com factores de crescimento mitogénicos ou soro .[4]

Células estaminais de dentes humanos. (QUADRO-1)

Dental pulp derived	Non dental pulp derived
1. Dental pulp stem cells (DPSC) 2. Stem cells from Human Exfoliated deciduous teeth (SHED) 3. Stem cells from Apical Papilla (SCAP)	1. Periodontal ligament stem cells 2. Dental follicle progenitor cells

Nos últimos anos, as células estaminais dos tecidos dentários têm constituído uma fonte alternativa de MSC, com a caraterização de células estaminais no âmbito das células estaminais da polpa dentária (DPSCs), células estaminais do ligamento periodontal (PDLSCs), células estaminais de dentes decíduos esfoliados humanos (SHED), células progenitoras do folículo dentário (DFPCs), células estaminais da papila apical (SCAP), células estaminais do periósteo oral (OPSCs) e, recentemente, do tecido conjuntivo gengival (GING SCs) [Figura-10].

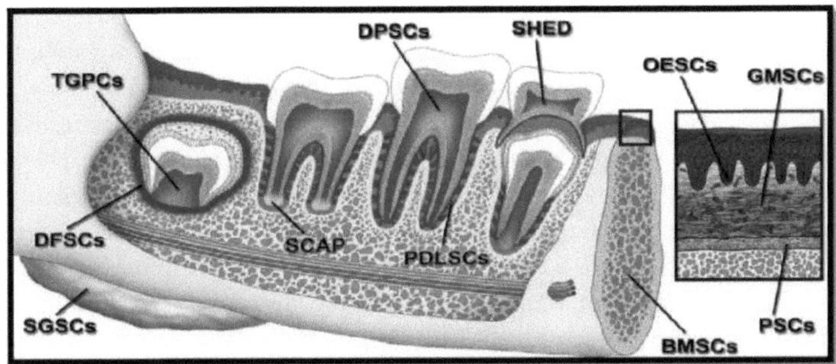

Figura 10. Fontes de células estaminais adultas na região oral e maxilofacial. 1. BMSCs: MSCs derivadas da medula óssea do osso orofacial (ver secção 1); DPSCs: células estaminais da polpa dentária; SHED: células estaminais de dentes decíduos esfoliados humanos; PDLSCs: células estaminais do ligamento periodontal; DFSCs: células estaminais do folículo dentário; TGPCs; SCAP: células estaminais da papila apical

***Células estaminais da polpa dentária (DPSCs)**[x]* 1 : As DPSCs foram o primeiro tipo de células estaminais dentárias a serem isoladas do tecido pulpar humano há cerca de 10 anos. Estas células foram obtidas por digestão enzimática do tecido pulpar do dente terceiro molar humano impactado. As DPSC têm uma morfologia típica semelhante à dos fibroblastos. São clonogénicas por natureza e podem manter a sua elevada taxa de proliferação mesmo após extensas subculturas. Não existe um biomarcador específico para identificar as DPSCs. No entanto, as DPSC expressam vários marcadores, incluindo os marcadores de células estaminais mesenquimais e da medula óssea, STRO-1 e CD146, bem como o marcador de células estaminais embrionárias A cultura das DPSC com vários meios de diferenciação demonstrou as suas capacidades de diferenciação dentinogénica, osteogénica, adipogénica, neurogénica, condrogénica e miogénica. Após o seu transplante em modelos animais, as DPSC foram capazes de manter a sua auto-renovação e de formar tecido semelhante à polpa, células semelhantes a odontoblastos, dentina ectópica, bem como tecidos reparadores semelhantes à dentina e ao osso. As caraterísticas e o potencial de diferenciação multilinear das DPSCs estabeleceram a sua natureza de células estaminais e indicaram o seu papel promissor na terapia regenerativa. De notar que, no ano passado, foi realizada com êxito a primeira aplicação clínica para a reconstrução do osso alveolar utilizando DPSCs num paciente

É possível isolar células precursoras da polpa dentária. As células estaminais ectomesenquimais dentárias foram isoladas da polpa dentária de dentes do siso extraídos. As DPSCs são células formadoras de colónias. Podem aderir ao plástico. As DPSCs foram isoladas em nichos perivasculares e expressam o marcador atro-1. As DPSCs diferenciam-se em células semelhantes a odontoblastos, adipócitos e células semelhantes a células neurais[28] . Estas células podem ser induzidas a sofrer uma diferenciação uniforme em células do músculo esquelético liso, neurónios, cartilagem e células ósseas em condições de cultura quimicamente definidas[16] . A origem exacta e a localização específica das DPSCs na polpa não podem ser determinadas, embora as células apresentem fenótipos consistentes com diferentes nichos perivasculares. Esta população de células tem uma capacidade regenerativa acrescida que pode diminuir com o processo de envelhecimento. As DPSCs não tratadas têm uma forma polimórfica. A maioria das células são fusiformes e semelhantes a fibroblastos e algumas têm um aspeto cuboidal ou poligonal, ao passo que as DPSC induzidas são alongadas, com longos processos citoplasmáticos e tendem a alinhar-se em linhas paralelas e as alterações morfológicas observadas são maioritariamente monopolares ou bipolares e estão dispostas de forma mais ordenada

[45]

SHED[19]: Estas células estaminais ectomesenquimais de dentes decíduos esfoliados humanos (SHEDs) são capazes de se diferenciar em odontoblastos, adipócitos e células neurais. Estas células têm uma elevada capacidade proliferativa. As SHED foram identificadas na polpa residual dos dentes de leite durante o período da dentição mista. Estas populações celulares têm potencial para se diferenciarem em múltiplas células e para gerarem tecido ósseo e dentário após transplante in vivo. Induzem a formação de osso e produzem dentina em condições in vivo; e são capazes de sobreviver e migrar para o cérebro murino após o transplante em animais imunocomprometidos.

As SHED foram identificadas como uma nova população de células estaminais pós-natais com capacidades de diferenciação multipotenciais, incluindo a regeneração de tecidos mineralizados in vivo. Estudos recentes demonstraram que as SHED têm a capacidade de se desenvolver em mais tipos de tecidos corporais do que outros tipos de células estaminais. Em 2003, Miura et al. descobriram a existência de células estaminais em dentes decíduos e lançaram luz sobre a possibilidade intrigante de utilizar células estaminais dentárias para a engenharia de tecidos. As células isoladas da polpa dentária eram altamente proliferativas e clonogénicas. A técnica de isolamento foi semelhante à utilizada no isolamento de DPSCs. No entanto, havia duas diferenças: i) a fonte de células era o tecido pulpar da coroa de dentes decíduos esfoliados e ii) as SHED isoladas não cresciam como células individuais, mas agrupavam-se em SHED e verificou-se que expressavam marcadores precoces de células estaminais mesenquimais (STRO-1 e CD146). Além disso, verificou-se que as SHED expressavam marcadores de células estaminais embrionárias como Oct4, Nanog, antigénios embrionários específicos da fase (SSEA-3, SSEA-4) e antigénios de reconhecimento tumoral (TRA-1-60 e TRA-1-81). O potencial de diferenciação em várias linhagens das SHED foi demonstrado em diferentes condições de indução. As SHED mostraram a capacidade de sofrer uma diferenciação osteogénica e adipogénica. Quando as SHEDs foram cultivadas com meios indutivos neurogénicos, formaram aglomerados semelhantes a esferas e alteraram a sua morfologia fibroblástica para células com múltiplos processos citoplasmáticos. Sob as mesmas condições de cultura neurogénica, as SHEDs expressaram diferentes marcadores de células neuronais e gliais, como a anestina. A expressão destes marcadores pode sugerir uma origem na crista neural destas células. Quando as SHEDs foram transplantadas para ratinhos imunocomprometidos, formou-se uma estrutura semelhante à dentina, que foi imunorreactiva ao anticorpo sialofosfoproteína específico da dentina.

Verificou-se que células semelhantes a odontoblastos estavam associadas a esta estrutura de dentina regenerada, o que indica o potencial de diferenciação odontogénica das SHEDs. No entanto, ao contrário das DPSCs, as SHEDs não formaram um complexo dentina-polpa após o transplante in vivo. Isto indica que as SHEDs têm um potencial de diferenciação odontogénica diferente das DPSCs. No que diz respeito ao potencial de diferenciação osteogénica, foi interessante verificar que as SHED, ao contrário das DPSC, não foram capazes de se diferenciar em osteoblastos ou osteócitos, mas foram capazes de induzir as células hospedeiras a sofrer diferenciação osteogénica. Esta é outra diferença no potencial de diferenciação das SHEDs e das DPSCs, o que demonstra que as SHEDs, ao contrário das DPSCs, têm um potencial osteoindutor em vez de um potencial de diferenciação. Devido à sua taxa de proliferação mais elevada, ao contrário das DPSC, e às suas colónias odontogénicas e diversas que, após separação, cresceram como células individuais semelhantes a fibroblastos.

Células estaminais do ligamento periodontal e MSCs derivadas da gengiva (GMSCs): O ligamento periodontal é um tecido conjuntivo especializado, derivado do folículo dentário e originário da crista neural. O PDL não só fixa o dente, como também contribui para a sua nutrição, homeostase e reparação. O PDL contém diferentes tipos de células, incluindo células que se podem diferenciar em cementoblastos e osteoblastos. A heterogeneidade e a remodelação contínua da PDL é uma indicação da presença de células progenitoras que podem dar origem a tipos de células especializadas. Estas células podem ser isoladas como células aderentes ao plástico e formadoras de colónias, mas apresentam um baixo potencial de diferenciação osteogénica em condições in vitro .[21]

Estas células estaminais diferenciam-se em células ou tecidos muito semelhantes ao peridontium. Têm capacidade de regeneração de tecidos e de reparação periodontal em ratos e ratazanas imunocomprometidos após transplante. A população lateral dependente de ABCG2 no ligamento periodontal humano corresponde a células estaminais altamente proliferantes[43] . As GMSCs humanas foram caracterizadas e verificou-se que têm capacidades de clonogenicidade, auto-renovação e diferenciação multipotente semelhantes às das BMSCs. As GMSC podem ser facilmente obtidas, proliferam mais rapidamente do que as BMSC e apresentam uma morfologia estável. A multipotência das GMSC e a sua abundância clínica, facilidade de isolamento e expansão proporcionam grandes vantagens como fonte de células estaminais para potenciais aplicações clínicas.

Em 2004, esta especulação levou à descoberta do terceiro tipo de células estaminais dentárias, designadas por PDLSCs. As PDLSCs foram isoladas utilizando a mesma metodologia das DPSCs e das SHED, mas desta vez o tecido utilizado foi o PDL separado das raízes de um terceiro molar humano impactado. As células isoladas eram semelhantes a fibroblastos e clonogénicas, mas apresentavam uma elevada taxa de proliferação, comparável à das DPSCs, mas mais prolífica do que as MSCs da medula óssea. Verificou-se que as PDLSC expressavam STRO-1, CD146 e scleraxis (fator de transcrição específico do tendão). O fator scleraxis é expresso a um nível mais elevado nas PDLSCs do que nas DPSCs e nas MSCs da medula óssea. Esta descoberta era esperada, uma vez que a PDL e o tendão apresentam um conteúdo estrutural semelhante de fibras de colagénio densas e uma capacidade semelhante de absorver o stress mecânico durante a atividade fisiológica normal. As PDLSCs têm um potencial de diferenciação em várias linhas. Quando as PDLSCs foram transplantadas para ratinhos imunocomprometidos, formou-se uma estrutura típica de cemento e PDL, que não se produziu no caso das DPSCs ou das MSCs da medula óssea. O tecido semelhante ao PDL recém-formado era composto por colagénio do tipo I e, curiosamente, estava ligado ao cemento da mesma forma que as fibras de Sharpey do PDL se ligam ao cemento do dente.

Limitações das PDLSCs - A polpa de substituição tem o potencial de revitalizar os dentes, mas pode tornar-se suscetível a novas doenças pulpares.

O sucesso da aplicação clínica é limitado pelas condições de cultura e pela natureza do microambiente em que as células estaminais multipotentes primitivas da polpa são expandidas

***Células precursoras do folículo pericoronário*:** O folículo pericoronário (FD) é um tecido conjuntivo frouxo de origem ectomesenquimal e está presente como um saco que envolve o dente não irrompido. Durante o desenvolvimento do dente, verificou-se que o DF desempenha um papel importante no processo de erupção, controlando a osteoclastogénese e a osteogénese necessárias para a erupção. Acredita-se também que a DF se diferencia no periodonto à medida que o dente está a erupcionar e se torna visível na cavidade oral. Como o periodonto é composto por vários tipos de células, é razoável propor a presença de células estaminais no interior do folículo pericoronário, capazes de dar origem ao periodonto. Em 2005, Morsczeck et al. conseguiram isolar com sucesso células estaminais do folículo dentário do terceiro molar humano impactado, utilizando a mesma metodologia de isolamento e cultura de DPSCs. As células eram semelhantes a fibroblastos e expressavam vários marcadores, como a nestina e o Notch-1. O potencial das DFPCs para sofrer diferenciação osteogénica, adipogénica e neurogénica foi demonstrado através de estudos in vitro. Quando o potencial de diferenciação neurogénica das DFPCs foi comparado com o das SHEDs, foram revelados diferentes padrões de expressão de marcadores de células neurais, sugerindo um potencial de

diferenciação neuronal diferente. As DFPCs também foram capazes de se diferenciar e expressar marcadores de cementoblastos (proteína de fixação do cemento e proteína-23 do cemento) após terem sido induzidas com derivados da matriz do esmalte, ou BMP-1 e BMP-7.
Em 2005, as DFSCs foram isoladas pela primeira vez do folículo dentário de terceiros molares humanos. O folículo dentário, que contém o dente em desenvolvimento e se diferencia no ligamento periodontal, contém células estaminais com a capacidade de regenerar os tecidos periodontais. Estudos in vitro demonstraram que as DFSCs têm a capacidade de se diferenciar em odontoblastos, cementoblastos, osteoblastos e outras células implicadas no dente. Quando implantadas em ratinhos imunodeficientes, as DFSCs também têm a capacidade de gerar ligamentos periodontais in vivo. As DFSCs foram utilizadas para avaliar a capacidade de tais células contribuírem para a formação da raiz do dente. As DFSCs implantadas em três microambientes diferentes em ratos mostraram que as DFSCs contribuíram para a formação de tecidos semelhantes a raízes com um complexo polpa-dentina e um ligamento periodontal que liga uma camada semelhante ao cemento ao osso alveolar do hospedeiro. Estes resultados também demonstram o potencial das DFSCs na regeneração dentária.
***SCAP*:** Estas células são células estaminais multipotentes que residem na papila apical no periápice. Estas células expressam marcadores de células estaminais mesenquimais, incluindo STRO-1, CD146, CD34, CD105, CD24, CD90, e marcadores de células estaminais embrionárias, tais como Nanog e Oct3/4. Em comparação com as DPSC derivadas dos mesmos dentes do mesmo dador, as células SCAP apresentam taxas de proliferação muito mais elevadas e mais rápidas, potencial de mineralização, têm mais células STRO-1 positivas, níveis de duplicação da população mais elevados e uma maior capacidade de regeneração dentária in vivo; isto pode ser altamente significativo para utilização na engenharia de tecidos ósseos/dentários. As SCAP humanas têm as caraterísticas das células estaminais da crista neural anteriormente descritas em ratos, tornando o dente humano em desenvolvimento com um ápice imaturo uma fonte potencial de células para a regeneração de tecidos da linhagem da crista neural.[85]
Durante o desenvolvimento do dente, a papila dentária evolui para a polpa dentária e contribui para o desenvolvimento da raiz. A parte apical da papila dentária está ligeiramente ligada à zona rica em células. Contém menos vasos sanguíneos e componentes celulares do que o tecido pulpar e a zona rica em células que a separa. Em 2006, Sonoyama et al. isolaram uma nova população de células estaminais dentárias e chamaram-lhes SCAPs. As SCAP são células clonogénicas semelhantes a fibroblastos, mas têm uma taxa de proliferação mais elevada do que as DPSC. Tal como outras células estaminais dentárias, as SCAP expressam os marcadores de superfície mesenquimais iniciais, STRO-1 e CD146. No entanto, as SCAPs também expressam CD24, que pode ser um marcador único para esta população de células. A capacidade das SCAPs para se diferenciarem em células dentinogénicas funcionais foi verificada através das mesmas abordagens utilizadas para as células estaminais dentárias acima mencionadas. As SCAP têm a capacidade de sofrer diferenciação osteogénica, adipogénica, condrogénica e neurogénica, quando são cultivadas nos meios indutores adequados. Tal como no caso das DPSC, quando as SCAP foram transplantadas para ratinhos imunocomprometidos numa matriz transportadora adequada, formou-se uma estrutura típica semelhante à dentina, com células semelhantes a odontoblastos.

Células estaminais não dentárias
Os tecidos dentários também podem ser regenerados a partir de células estaminais multipotentes adultas não dentárias. O epitélio oral embrionário pode estimular uma resposta odontogénica no mesênquima que não tem origem dentária. A medula óssea humana não é apenas uma fonte de células estaminais hematopoiéticas adultas. A partir da medula óssea, podem também ser obtidas e cultivadas

células estaminais mesenquimatosas multipotentes. Estas células estaminais mesenquimais derivadas da medula óssea podem replicar-se e, em experiências, diferenciar-se em osteoblastos, condrócitos, miócitos, adipócitos e células semelhantes a neurónios.
As células estaminais podem ser isoladas da medula óssea da mandíbula. Estas células estaminais da medula óssea possuem um elevado potencial osteogénico.
Em medicina dentária, os folículos pilosos têm sido estudados como uma fonte facilmente acessível de células estaminais mesenquimais. As células estaminais mesenquimatosas da papila dérmica do folículo piloso do rato foram isoladas e diferenciadas em células semelhantes a odontoblastos in vitro.

Regeneração de dentes inteiros[60]

Uma vez que a formação de coroas dentárias por bioengenharia requer a interação de progenitores de células epiteliais dentárias e de progenitores de células mesenquimatosas (tal como na formação de dentes naturais), a capacidade de bioengenharia de um dente com um tamanho e forma específicos dependerá da capacidade de identificar primeiro, e depois orientar, as interações de ambos os tipos de células. Devem ser desenvolvidos métodos para orientar as interações das células estaminais dentárias pós-natais epiteliais e mesenquimais para formar camadas de dentina e esmalte caraterísticas dos dentes naturais, utilizando, por exemplo, materiais e desenhos de suporte modificados. Há muito que se reconhece a importância dos materiais e da conceção dos suportes para a engenharia de tecidos. A porosidade do andaime, a biocompatibilidade e a biodegradabilidade, a capacidade de suportar o crescimento celular e a utilização como veículo controlado de libertação de genes e proteínas são propriedades altamente significativas. Foi sintetizada uma variedade de polímeros hidrofílicos que proporcionam apoio e orientação às células. É importante salientar que os materiais de suporte fornecem uma estrutura macromolecular tridimensional para orientar a forma final dos tecidos de bioengenharia. Os co-polímeros de ácido poli-L-lático e de ácido poli-lático-co-glicólico foram utilizados para criar suportes compostos que se degradam num período de algumas semanas a um ano. As esponjas de ácido poli-lático podem suportar o crescimento de condrócitos numa distribuição celular uniforme, tendo sido demonstrada a sua utilidade na regeneração do tecido cartilagíneo, e o ácido poliglicólico e o ácido poliláctico demonstraram suportar o crescimento de células do intestino neonatal biopsiadas em tecido funcional do intestino delgado.
Foram utilizadas técnicas optimizadas de fabrico de polímeros para gerar estruturas tridimensionais compostas por uma rede intercomunicante de poros, em que se verificou que a morfologia resultante e as propriedades mecânicas das paredes do suporte influenciam as aplicações de engenharia de tecidos.
No entanto, cada tipo de suporte tem caraterísticas únicas que proporcionam flexibilidade para uma variedade de aplicações de engenharia de tecidos. Desde os primeiros estudos, sabemos que é possível regenerar coroas dentárias se forem proporcionados ambientes adequados, como a cultura de órgãos in vitro, enxertos na membrana cório-alantóica de pinto, enxertos oculares, transplantes subcutâneos ou cápsulas renais. Estes locais de cultura fornecem nutrientes e oxigénio para nutrir os germes dentários. Assim, existem várias opções para cultivar primórdios de pequenas dimensões, como os dos dentes, antes de poderem ser implantados nos seus locais anatómicos. De forma ideal, o ambiente deve reproduzir as células numa organização tridimensional, apoiar a função de diferenciação e evitar a rejeição do xenoenxerto. De acordo com Yen e Sharpe, são atualmente possíveis duas formas de engenharia de tecidos dentários. O primeiro método inclui o crescimento de germes dentários dissociados num suporte em forma de dente e produz pequenas estruturas complexas semelhantes a dentes.
O segundo método inclui o crescimento de células epiteliais e mesenquimais (estaminais),

provenientes de germes dentários ou de outras fontes, em cultura de órgãos e, através de interações epiteliais-mesenquimais, formar dentes organizados. Na nossa opinião, no entanto, o primeiro método parece ser mais plausível, uma vez que os seus elementos são mais controláveis. Considerando a regeneração de um dente funcional e vivo, Sonoyama e colaboradores realizaram um estudo interessante para explorar o potencial de reconstrução de um dente funcional em porcos em miniatura (mini-porcos), em que um complexo periodontal bio-raiz é construído por células estaminais pós-natais, incluindo células estaminais da papila apical da raiz (SCAP) e PDLSCs, às quais é afixada uma coroa de porcelana artificial.

Foi demonstrado que a papila apical da raiz continha células estaminais mesenquimais que parecem ter uma maior capacidade de regeneração da dentina do que as DPSCs. Estes resultados sugerem que o tecido em desenvolvimento pode conter uma boa fonte de células estaminais para a regeneração de tecidos. As SCAP representam uma nova população de células estaminais multipotentes, como demonstrado pela sua capacidade de se desenvolverem em células semelhantes a odontoblastos e adipócitos in vitro.

Verificou-se que esta população de células expressava níveis elevados de survivina e telomerase, que são ambas moléculas importantes na mediação da proliferação celular. Além disso, o CD24, marcador das SCAP indiferenciadas, é desregulado após a diferenciação odontogénica. Estes dados apoiam a noção de que as SCAP são uma população única de células estaminais pós-natais. Embora a polpa dentária contenha DPSCs com capacidade de regeneração da dentina/polpa, as SCAP derivadas de tecidos em desenvolvimento mostraram um potencial de regeneração de tecidos superior ao das DPSCs. As SCAP recolhidas de apenas um dente são capazes de fornecer um grande número de células estaminais, provavelmente suficientes para transplante humano, porque têm um elevado potencial proliferativo, refletido numa elevada atividade da telomerase. Apesar de as bio-raízes recém-formadas apresentarem uma resistência à compressão inferior à da dentina natural da raiz de suíno, parecem ser capazes de suportar a coroa de porcelana e de desempenhar funções normais. Poderá ser possível melhorar a resistência à compressão e a dureza das bio-raízes através da seleção de materiais de bioengenharia ideais e da otimização do número e da qualidade das células estaminais implantadas. Esta estratégia híbrida de engenharia de células estaminais dentárias autólogas pode ser aplicável à regeneração de dentes humanos. Para além disso, a restauração funcional de dentes em suínos pode, no futuro, lançar luz sobre a regeneração de dentes humanos

Papel das células estaminais dentárias na medicina regenerativa[79]

As caraterísticas dinâmicas das células estaminais dentárias isoladas revelaram um grande potencial para a sua utilização na medicina regenerativa e na engenharia de tecidos.

1) Regeneração da polpa dentária

Desde a descoberta e o isolamento dos diferentes tipos de células estaminais dentárias, tem havido muitas tentativas para as utilizar na regeneração do tecido da polpa dentária. Utilizando um modelo de fatia de dente, o tecido semelhante ao da polpa foi criado utilizando SHEDs semeadas em suportes sintéticos biodegradáveis. As SHEDs foram capazes de se diferenciar em células semelhantes a odontoblastos e também em células semelhantes a endoteliais. Noutro estudo, utilizando o mesmo modelo de fatia de dente, as DPSCs foram semeadas em suportes de colagénio suplementados com proteína da matriz dentinária (DMP-1) e foram capazes de regenerar tecido semelhante à polpa. Estes resultados sugerem que as SHED e as DPSC podem ser consideradas fontes fiáveis de células estaminais para a engenharia e regeneração de tecidos da polpa dentária.

2) Engenharia Bio-Raiz

Sonoyama et al. demonstraram a utilização de populações combinadas de células estaminais mesenquimais para a regeneração de tecidos radiculares/periodontais. Carregaram um bloco de hidroxiapatite/fosfato tricálcico (HA/TCP) em forma de raiz com SCAPs suínas. Em seguida, revestiram o bloco HA/TCP com gelfoam contendo PDLSCs de suínos e inseriram o bloco no alvéolo do incisivo central de suínos. Três meses após a implantação, o exame histológico e a tomografia computorizada revelaram uma estrutura HA/SCAP-gelfoam/PDLSC a crescer no interior do alvéolo com formação de tecido semelhante a uma raiz mineralizada e espaço de ligamento periodontal. Estes resultados sugerem a capacidade das SCAP/PDLSCs autólogas combinadas gerarem uma bio-raiz, que pode ser uma alternativa aos implantes dentários na substituição de dentes em falta.

3) Regeneração neural

As células da crista neural craniana (CNC) representam uma fonte ideal para a diferenciação e regeneração neuronal. As células CNC migratórias contribuem para a formação da papila dentária, polpa dentária, PDL e outros tecidos do dente e da mandíbula.35 Por conseguinte, é razoável considerar que os diferentes tipos de células estaminais dentárias são de origem CNC. Diferentes células estaminais dentárias expressaram marcadores neurais e da crista neural com ou sem indução. Estudos in vitro e in vivo de SHEDs demonstraram que estas populações celulares eram capazes de se diferenciar em neurónios com base na morfologia celular e na expressão de marcadores neuronais precoces. Outros estudos sobre DPSCs demonstraram que estas células respondiam a condições de indução neuronal, tanto in vitro como in vivo, e adquiriam uma morfologia neuronal, expressando marcadores específicos de neurónios tanto a nível genético como proteico. Também demonstraram a capacidade de produzir uma corrente de sódio consistente com células neuronais funcionais quando expostas a meios indutores neuronais. Num estudo recente e utilizando um modelo animal, verificou-se que os axónios do gânglio trigémeo das aves migraram em direção às DPSC implantadas, o que se deveu à expressão de CXCL12 pelas DPSC. Este padrão de expressão contribuiu para o homing de células estaminais neurais endógenas para o local de transplante de DPSCs. Estes resultados demonstraram que as DPSCs podem ser capazes de induzir neuroplasticidade num sistema nervoso hospedeiro recetivo. Todos estes resultados indicam que os tecidos dentários representam uma fonte de células estaminais alternativa, promissora e menos invasiva para a terapia regenerativa neuronal.

4) Reparação cardíaca

Descobriu-se que as DPSC podem ajudar na reparação cardíaca após um enfarte do miocárdio. Num modelo experimental de enfarte agudo do miocárdio, a artéria coronária esquerda foi ligada em ratos nus. Em seguida, DPSCs foram transplantadas para a borda da zona de infarto. Quatro semanas após o transplante, foram observadas evidências de reparação cardíaca através da melhoria da função cardíaca, do aumento do número de vasos e da redução do tamanho do enfarte. A reparação cardíaca ocorreu na ausência de qualquer evidência de diferenciação das DPSCs em células cardíacas ou de músculo liso. Isto sugere que as DPSCs induziram a reparação cardíaca devido à sua secreção de diferentes factores de crescimento e citocinas, tais como o fator de crescimento endotelial vascular, o fator de crescimento semelhante à insulina 1 e -2 e o fator de células estaminais, que ajudaram a induzir a angiogénese e a regeneração cardíaca na zona de enfarte. Por conseguinte, parece que as DPSC têm potencial para serem utilizadas como uma fonte nova e alternativa para o tratamento não só de doenças dentárias, mas também de outras doenças isquémicas .[79]

Colheita de células estaminais da medula óssea

O transplante de medula óssea (TMO) é um meio de terapia frequentemente utilizado para uma variedade de doenças, incluindo doenças malignas resistentes à quimioterapia e doenças genéticas do sangue.[21] A medula óssea é o tecido esponjoso no centro dos ossos. A sua principal função é produzir células sanguíneas que circulam no corpo e células imunitárias que combatem as infecções. A medula óssea foi a primeira fonte utilizada para os transplantes de células estaminais, uma vez que é rica em células estaminais. Os ossos da bacia (anca) são os que contêm mais medula óssea e têm um grande número de células estaminais. Por esta razão, as células do osso pélvico são mais frequentemente utilizadas para um transplante de medula óssea. Deve ser retirada uma quantidade suficiente de medula óssea para recolher um grande número de células estaminais saudáveis. Friedenstein A.Jet al (1966)[1] observou que, em fragmentos de medula óssea e suspensões de células da medula óssea isotransplantadas em ratinhos em câmaras de difusão, se desenvolveu tecido reticular e, por vezes, também ocorreu osteogénese. Não se verificou hemopoiese nos enxertos. Os resultados mostraram que a diferenciação das células estaminais para a osteogénese exigia uma interação celular no seio da comunidade de células.

Aplicações terapêuticas das células estaminais

A terapia com células estaminais envolve o transplante de células estaminais autólogas ou alogénicas para os doentes, quer através de administração local quer de infusão sistémica. Existe um precedente no transplante de células estaminais hematopoiéticas, que tem sido utilizado no tratamento da leucemia e de outros cancros. Foram comunicados alguns exemplos impressionantes de utilização terapêutica de células estaminais. Inclui um vasto espetro de indicações, incluindo a reparação cardiovascular, o tratamento da fibrose, a lesão da espinal medula e a reparação de ossos e cartilagens. Orlic et al. (2001) demonstraram que as células da medula óssea derivadas localmente podem gerar um novo miocárdio, indicando que a terapia com células estaminais pode ser útil no tratamento de doenças coronárias .[66]

CAPÍTULO 7

CÉLULAS ESTAMINAIS E ENGENHARIA DE TECIDOS EM ORTODONTIA

Uma definição comummente aplicada de engenharia de tecidos, tal como afirmado por Langer e Vacanti[3] , é "um campo interdisciplinar que aplica os princípios da engenharia e das ciências da vida para o desenvolvimento de substitutos biológicos que restauram, mantêm ou melhoram a função dos tecidos ou de um órgão inteiro" (Langer e Vacanti, 1993)[3] .

A engenharia de tecidos[102] também foi definida como "compreender os princípios do crescimento dos tecidos e aplicá-los para produzir tecidos de substituição funcionais para utilização clínica".

A engenharia de tecidos tem como objetivo estimular o corpo a regenerar tecidos por si próprio ou a fazer crescer tecidos fora do corpo, que podem depois ser implantados como tecidos naturais.

A engenharia de tecidos, no sentido clássico, implica a utilização de células específicas de um órgão para semear um suporte ex vivo.

A natureza baseada em células (mas não necessariamente em células estaminais) da engenharia de tecidos serviu para a definir e para a distinguir da "regeneração tecidular guiada", em que um suporte é concebido para incentivar a regeneração apenas por células que residem no local do seu transplante. A lista de tecidos com potencial para serem submetidos a engenharia está a aumentar de forma constante.

Este facto deve-se, em grande parte, aos progressos recentes na biologia das células estaminais e ao reconhecimento das propriedades biológicas únicas das células estaminais, embora nem todas as terapias baseadas em células estaminais envolvam a construção de tecidos, quer ex vivo, quer in vivo. No entanto, a transposição para a realidade clínica só foi conseguida até agora em algumas áreas e, nomeadamente, apenas naquelas em que a biologia das células estaminais é conhecida há muito tempo.

Os tecidos que podem agora ser modificados utilizando células estaminais incluem uma gama diversificada, desde as superfícies epiteliais (pele, córnea e membranas mucosas) até aos tecidos esqueléticos. Estes sistemas são inerentemente diferentes na sua taxa de auto-renovação e na sua estrutura física, dois factores determinantes para qualquer tentativa de reconstrução de tecidos utilizando células estaminais.

A apreciação das diversidades inerentes aos sistemas de órgãos e às células estaminais cognatas é essencial para o desenvolvimento de estratégias adequadas de intervenção em áreas específicas.

A engenharia de tecidos é um domínio científico especializado baseado em princípios da biologia celular, da biologia do desenvolvimento e da ciência dos biomateriais para fabricar novos tecidos que substituam os tecidos perdidos ou danificados.

Uma engenharia de tecidos bem sucedida requer uma matriz extracelular adequada ou uma construção de suporte que contenha sinais reguladores e células progenitoras reactivas. Uma potencial abordagem de engenharia de tecidos para a regeneração periodontal envolve a incorporação de células progenitoras e mensagens instrutivas numa construção tridimensional pré-fabricada, que é subsequentemente implantada no local do defeito (Figura 11). Esta estratégia elimina algumas das limitações associadas aos procedimentos regenerativos convencionais, uma vez que a colocação direta de factores de crescimento e células progenitoras no local do defeito ultrapassa a fase normal de atraso do recrutamento de células progenitoras para o local.

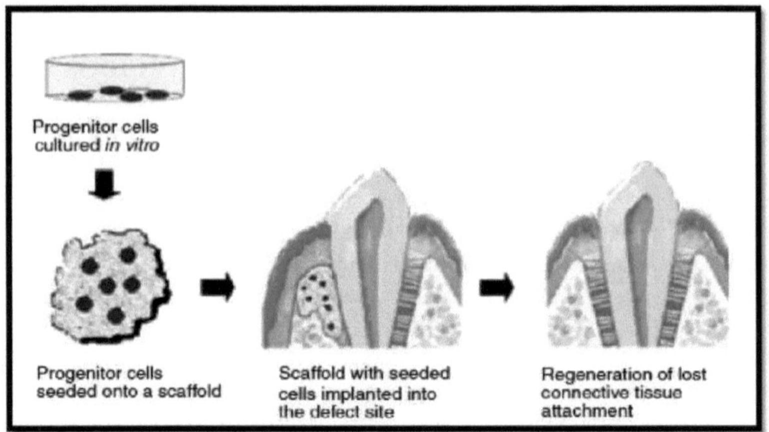

A Figura 11 mostra a representação esquemática da engenharia de tecidos periodontais. Uma matriz de engenharia (à esquerda) com as células necessárias e mensagens instrutivas semeadas in vitro, e depois (à direita) transferida para um defeito periodontal para promover a regeneração. A rápida formação de um selo epitelial deve ser encorajada para minimizar a contaminação salivar e microbiana durante a cicatrização da ferida.

Estratégias de engenharia de tecidos[99]

Neste documento, a injeção de células, a indução de células e o suporte semeado de células são descritos sucintamente como abordagens diferentes, mas inter-relacionadas, da engenharia de tecidos. Estas abordagens dependem da utilização de um ou mais elementos-chave, por exemplo, células, factores de crescimento e matriz[7] para orientar a regeneração dos tecidos.

1. Terapia de injeção de células

Uma vez que a formação de tecidos resulta da ação celular, foi sugerida a injeção de células intrinsecamente inteligentes, em especial células estaminais, no defeito para regenerar os tecidos. A eficácia desta terapia é, no entanto, limitada pelo baixo nível de enxerto e pela localização inadequada das células injectadas, particularmente em áreas que apresentam movimento contínuo, por exemplo, o coração a bater. A rejeição imunológica e a capacidade de as células injectadas manterem o seu fenótipo são outros desafios[5] . Para uma localização adequada e a prevenção do contacto direto com o sistema imunitário, foi tentada a utilização de um veículo de entrega para transportar e entregar o material. Observou-se que as células encapsuladas num veículo de transporte eram capazes de proliferar e diferenciar-se. Também abriu novas oportunidades para reduzir a morbilidade e a taxa de mortalidade causadas pela insuficiência cardíaca em doentes com coração isquémico. Mas, mais uma vez, o veículo de entrega tem de ser fabricado a partir de um material inteligente que possa ser facilmente injetado, mas que acabe por solidificar à temperatura do corpo. Além disso, a libertação de células tem de ser controlada em função das necessidades do organismo. Para esta estratégia, as células estaminais são o candidato mais bem sucedido. De acordo com a sua potência, as células estaminais são classificadas em totipotentes (geram todas as células diferenciadas de um organismo, por exemplo, um óvulo fertilizado), pluripotentes (formam as três camadas germinativas: ectoderme, endoderme e mesoderme, por exemplo, células estaminais embrionárias), multipotentes (diferenciam-se em várias linhas celulares, mas com um número mais restrito de fenótipos, por exemplo, células estaminais mesenquimatosas), oligopotentes (diferenciam-se em alguns tipos de células, por exemplo, células estaminais mielóides) e unipotentes (ou seja, diferenciam-se num único tipo de célula, por exemplo, células estaminais da pele). De acordo com a sua origem, as células estaminais são classificadas em embrionárias e adultas (somáticas). As células estaminais embrionárias têm um grande potencial de utilização na medicina regenerativa, uma vez que podem ser mantidas indefinidamente num estado indiferenciado em cultura. As células estaminais embrionárias revelaram uma grande vantagem na investigação médica, uma vez que a compreensão da gama de transformação destas células pode ajudar na correção de muitos erros de mutação. Embora a necessidade de utilizar e manipular células estaminais embrionárias para produzir células totalmente diferenciadas para a regeneração de tecidos seja inexprimível, devem ser ponderados os pontos de vista ético e jurídico da utilização de tecidos embrionários ou fetais como fonte destas células.

2. Terapia de indução celular

Devido às limitações da terapia de injeção de células, tem havido uma mudança clara e distinta no sentido de recrutar as células corporais em circulação para regenerar os tecidos. No que respeita à osteoindução, uma consideração importante quando se trata de regeneração óssea craniofacial, é muito importante compreender os mecanismos biológicos subjacentes que facilitam a osteoindução. Este facto é realçado de forma muito elegante na revisão de Miron e Zhang[93] . Além disso, a conceção ideal de qualquer material osteocondutor significaria que não seriam necessários componentes biológicos exógenos para induzir a osteogénese. No entanto, continuam a ser utilizados factores exógenos sob a forma de injeção de moléculas de sinalização, por exemplo, factores de crescimento/diferenciação, para modular o comportamento das células. Entre estes factores contam-se, por exemplo, os factores de crescimento dos fibroblastos-2 e 9 (FGFs-), os factores de crescimento transformador b1 (TGF-b1)[[98] ,os factores de crescimento endotelial vascular (VEGFs), o fator de crescimento/diferenciação humano recombinante 5 (rhGDF-5) e a proteína morfogenética óssea. Embora esta terapia tenha sido eficaz na regeneração de alguns tecidos, os custos de purificação e o desenvolvimento de um transportador adequado para fazer chegar estes factores aos seus locais-alvo limitam o seu alcance. Dando um passo atrás, pensou-se que a injeção da informação genética produziria uma população de células progenitoras para sobre-expressar os factores de crescimento/diferenciação necessários para modular o comportamento celular. A escolha do(s) gene(s) para a(s) proteína(s) necessária(s), o momento da expressão do gene, o tipo de vetor genético (viral ou não viral) e o método de entrega do gene (sistemático ou local) têm de ser considerados quando se emprega a terapia genética.

3. Células semeadas em andaimes

A combinação de todas as tentativas anteriores levou ao aparecimento de outra estratégia de engenharia de tecidos. Esta estratégia depende do isolamento de uma população de células adequada a partir de uma biópsia retirada do doente ou de um dador. E o candidato mais provável para tais terapias continua a ser a célula estaminal mesenquimal (MSC). As potentes propriedades imunomoduladoras e anti-inflamatórias das MSC derivadas da gengiva da mucosa oral humana colocam-nas como uma potencial fonte de células muito forte para terapias baseadas em MSC para a reparação de feridas e uma vasta gama de doenças relacionadas com a inflamação. Zhang et al[90] . perguntaram, muito corretamente, se estas MSC diferem das células estaminais da medula óssea em termos de resposta imunitária de defesa do hospedeiro, devido à sua localização anatómica específica na cavidade oral? A resposta a estas questões aumentará substancialmente a nossa compreensão das propriedades biológicas das MSC derivadas da gengiva da mucosa oral e do seu importante papel na regeneração dos tecidos e na terapia baseada em células de doenças relacionadas com a imunidade e/ou a inflamação. Além disso, as MSC, embora inicialmente consideradas como tendo o potencial de se diferenciarem apenas em células específicas de tecidos para a medicina regenerativa, são agora reconhecidas como um tipo de célula essencial que possui propriedades imunomoduladoras importantes, capazes de tratar uma variedade de doenças relacionadas com o sistema imunitário. As MSC podem assim regular a intensidade da resposta imunitária induzindo a apoptose das células T, o que poderá ter um grande potencial terapêutico quando se utilizam biomateriais para aplicações de engenharia de tecidos. As células isoladas serão então expandidas em cultura e finalmente semeadas dentro ou sobre um suporte natural ou sintético que define a forma do tecido e suporta as células durante o seu crescimento. Idealmente, as células aderem ao suporte, proliferam, diferenciam-se e formam o tecido necessário. (A Figura 12 mostra a representação da estratégia de engenharia de tecidos com matriz celular. Diferentes métodos utilizados para produzir suspensões celulares a partir de uma biopsia de tecido. Em seguida, o "organoide" recém-formado pode ser transplantado para o doente. Outra opção para esta estratégia assenta na implantação de estruturas acelulares no defeito, enquanto as células do corpo podem povoar a estrutura para formar o novo tecido in situ. Os andaimes tridimensionais criam artificialmente um ambiente a várias escalas capaz de dirigir a adesão, a proliferação e, sobretudo, a diferenciação das células. Estes autores também reconheceram claramente os desafios técnicos significativos que têm de considerar a integração sinérgica de pistas estruturais fundamentais com moléculas biológicas relevantes para terapias baseadas em células, de modo a obter uma regeneração de tecidos dentários e craniofaciais que funcione corretamente.

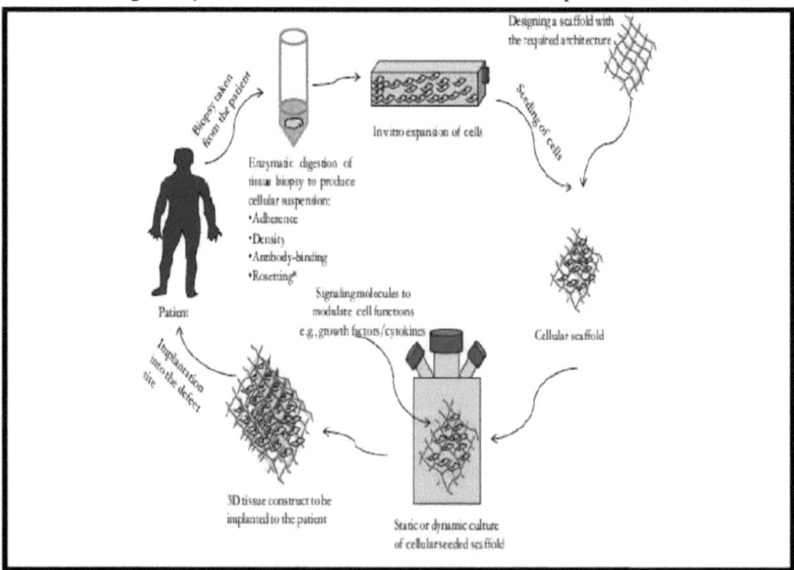

Figura 12 - Representação **diagramática** da estratégia de engenharia de tecidos com matriz celular. Diferentes métodos utilizados para produzir suspensões celulares a partir de uma biopsia de tecido.

<u>Tecidos orofaciais de engenharia</u>

As estruturas orofaciais são muito singulares no seu desenvolvimento e função. Os ossos orofaciais, por exemplo, derivam tanto da crista neural como do mesoderma paraxial; os ossos esqueléticos, no entanto, derivam do mesoderma. Além disso, os ossos orofaciais são submetidos a tensões e deformações significativas produzidas pelos diferentes músculos da mastigação e respondem de forma diferente aos factores de crescimento e aos estímulos mecânicos[29] . Além disso, os tecidos orofaciais têm uma capacidade de regeneração limitada e variável. Ao contrário dos ossos alveolares, o cemento tem uma capacidade regenerativa muito lenta. Ao contrário do esmalte, a dentina pode regenerar-se. Como está envolta em dentina e tem uma irrigação sanguínea apical limitada, a polpa tem uma capacidade de regeneração limitada[62] . Os implantes dentários têm sido defendidos como substitutos de dentes; a falta de suporte ósseo adequado e a proximidade de estruturas anatómicas, por exemplo, o seio maxilar e o canal alveolar inferior, são os problemas mais frequentemente encontrados. Foi tentada a utilização de enxertos ósseos para fornecer suporte ósseo; no entanto, o sucesso foi limitado[93] . A engenharia de tecidos, por conseguinte, encontrou um interesse como abordagem clinicamente relevante para regenerar os tecidos dentários, bem como o dente inteiro. A primeira tentativa envolveu a aplicação de hidróxido de cálcio para a regeneração da dentina e da polpa em dentes traumaticamente expostos. O campo da engenharia de tecidos cresceu então tremendamente até ao desenvolvimento de dentes de bioengenharia totalmente funcionais[96] . Abrange também a tentativa de engenharia de tecidos para substituir tecidos moles (pele, mucosa, músculos e glândulas salivares), osso e articulações temporomandibulares (ATM).

Dentes de bioengenharia

O desenvolvimento do dente, a odontogénese, é um processo complexo que envolve uma série de interações recíprocas entre o epitélio e o mesênquima e a coordenação entre a coroa e a raiz com o seu periodonto associado[33] . Assim, foram utilizadas células dissociadas do epitélio e dos tecidos mesenquimatosos do germe dentário pré-natal ou pós-natal para reconstituir um "germe dentário de bioengenharia" in vitro. O transplante de germe dentário de bioengenharia para o ambiente oral ou para uma cultura de órgãos foi depois tentado para produzir um dente inteiro. A implantação em hospedeiros ratos, durante 20-30 semanas, de estruturas biodegradáveis de poliglicólico/polilacetídeo, com a forma de um dente e semeadas com células isoladas de botões dentários pós-natais de terceiros molares porcinos dissociados, produziu com êxito estruturas dentárias reconhecíveis (dentina, câmara pulpar bem definida, epitélios putativos da bainha radicular de Hertwig, cementoblastos putativos e órgão dentário com esmalte completamente formado). No entanto, o tamanho do dente de bioengenharia era muito pequeno e não estava em conformidade com a forma e o tamanho dos suportes. Para compreender o potencial indutor do ectomesênquima dentário dissociado, foram utilizadas as seguintes combinações:

(1) células epiteliais e mesenquimais dissociadas (EC-MC),
(2) células epiteliais dissociadas e mesênquima dentário intacto (EC-MT) e
(3) epitélio dentário intacto com células mesenquimais dissociadas (ET-MC).

Como observado, a integridade do mesênquima dentário é essencial para a morfogénese da coroa, mas não para a histogénese epitelial. A ausência de mesênquima dentário intacto, no entanto, pode ser compensada pelo aumento do número de células mesenquimais dissociadas que estão disponíveis para reassociação com o epitélio dentário intacto. Mais uma vez, o efeito da fonte e da idade do gérmen dentário na capacidade regenerativa inata das células isoladas, bem como o efeito dos suportes no comportamento das células, requerem mais investigações. Como se viu, a bioengenharia do dente de rato ocorreu de forma fiável num período de tempo mais curto do que o do dente de porco, ou seja, 12 em vez de 25 semanas. Para além disso, as células do botão do dente molar de rato com 4 dias pós-natal (dpn) apresentaram o maior rendimento celular/botão do dente e viabilidade quando comparadas com as células com 3-7 dpn. Como esperado, o suporte natural, por exemplo, a esponja de colagénio, mostrou um maior grau de sucesso na produção de dentes do que os materiais de suporte sintéticos, por exemplo, a malha de PLGA. Independentemente deste sucesso na engenharia de tecidos do dente inteiro, há vários desafios a enfrentar. Por exemplo, a otimização do número e da qualidade das células de botões dentários dissociados requer mais investigação. No entanto, devido à disponibilidade limitada de células autólogas do botão dentário, é também necessário investigar a possibilidade de utilizar células estaminais somáticas autogénicas de origem dentária ou não dentária (por exemplo, células estaminais da medula óssea ou células epiteliais derivadas da mucosa oral) como fontes candidatas à bioengenharia de dentes inteiros. A incorporação de factores de crescimento e citocinas ou mesmo o transplante de um dente regenerado em vez de um botão de dente regenerado requer uma análise mais aprofundada. A compreensão dos eventos envolvidos na engenharia de um tipo específico de dentes (incisivos, caninos, pré-molares ou molares) também é crucial. Uma vez obtido o tipo de dente pretendido, o controlo da anatomia e da cor do dente submetido a bioengenharia é outra área que requer investigação. Para o sucesso da regeneração, é também essencial assegurar a continuidade do dente de engenharia com o osso maxilar através de um periodonto totalmente funcional e de uma polpa altamente vascularizada. Geralmente, o tempo necessário para regenerar um dente inteiro é também um fator importante que requer mais atenção. Assim, "a regeneração de um dente inteiro requer uma aldeia de cientistas, clínicos e pacientes".

Osso e articulações temporomandibulares

A aplicação de células periosteais autogénicas semeadas em fleeces de polímero para aumentar o pavimento do seio maxilar antes da inserção de implantes mostrou resultados encorajadores, tanto em exames radiográficos como histológicos. Para defeitos irregulares, os compósitos injectáveis [por exemplo, b-TCP/alginato e CPC-quitosano] podem ser úteis para a engenharia óssea baseada em células estaminais. O plasma autogénico rico em factores de crescimento em combinação com osso inorgânico (Bio-Oss1) também tem sido utilizado clinicamente na elevação do fundo do seio; este tratamento foi eficaz na formação de novo osso vascularizado. A articulação temporomandibular (ATM) é um dos tecidos mais difíceis de tratar devido ao fornecimento limitado de sangue e, por conseguinte, à capacidade limitada de auto-reparação. Os doentes que sofrem de perturbações da ATM sentem frequentemente dor durante as suas actividades normais, por exemplo, comer e falar, pelo que têm uma baixa qualidade de vida (Figura 13), que mostra uma ATM doente versus uma ATM normal. A cartilagem articular da ATM tem uma camada superficial de fibrocartilagem e uma camada profunda de zona hipertrófica de tipo hialino com uma fina zona proliferativa intermédia. Para a regeneração desta cartilagem única, a terapia celular vem em primeiro lugar e podem ser utilizados hidrogéis inteligentes injectáveis para transferir células. Como é sabido, as células autogénicas são a fonte de células padrão-ouro utilizada para a regeneração de tecidos, mas seria muito difícil colher células da ATM doente. Assim, seria essencial encontrar outra fonte de células, por exemplo, células estaminais mesenquimatosas derivadas do cordão umbilical humano (HUCM) ou condrócitos costais primários (CCs)[63] ou células de cartilagem hialina de qualquer parte do corpo podem ser uma alternativa à cartilagem condilar da ATM. Uma vez que o osso e a cartilagem requerem diferentes condições de competição para a sua regeneração, o crescimento de uma construção osteocondral bifásica in vitro é, por isso, um grande desafio. As técnicas ultra-rápidas de engenharia de tecidos, associadas a andaimes baseados em gradientes e a uma população de células únicas, constituem uma abordagem potencialmente promissora para a futura substituição biológica das articulações. Nestas condições, os géis de colagénio hiper-hidratados, por exemplo, são semeados com hMSCs pré-condicionadas num meio osteogénico numa extremidade, mas pré-condicionadas num meio condrogénico na outra extremidade. Após 7 dias de cultura in vitro, foi demonstrado o desenvolvimento de áreas distintas, semelhantes a osso e cartilagem, que imitam uma estrutura primordial semelhante a uma articulação. O mesmo conceito de fabrico de andaimes com base em gradientes foi também aplicado a microesferas de ácido poli(D,L-lático-co-glicólico). A gradação neste caso foi obtida através da utilização de factores de crescimento em vez de células com diferentes potenciais, por exemplo, TGF-1 promotor da cartilagem na extremidade cartilaginosa, mas factores de crescimento BMP-2 promotores de ossos na extremidade óssea da construção. Neste caso, foi observado um tecido osteocondral recém-formado num pequeno defeito osteocondral do côndilo mandibular em coelhos da Nova Zelândia após 6 semanas de implantação. No que respeita ao disco da ATM, a MEC derivada da porcina acelular foi eficaz como modelo indutivo para a reconstrução do disco da ATM quando implantada in vivo durante 6 meses, tendo-se presumido que este bio-cofragem representa uma solução pronta a utilizar para a engenharia do disco da ATM. Relativamente ao componente celular, as células estaminais adiposas (ADSCs) podem ser uma potencial fonte de células para a engenharia da ATM. Além disso, o fator de crescimento derivado de plaquetas (PDGF) pode ser eficaz para a engenharia do disco da ATM. O PDGF, numa concentração óptima de 5ng/ml, aumentou significativamente a taxa de proliferação das células derivadas do disco da ATM, a síntese de colagénio e de ácido hialurónico. Também aumentou os níveis de ARN dos colagénios tipo I e II, das metaloproteinases da matriz (MMPs) e dos inibidores tecidulares das metaloproteinases (TIMPs)[35] . O fator básico de crescimento de fibroblastos (bFGF)[92] , o fator de crescimento transformador-b1 (TGF-b1) e o fator de crescimento semelhante à insulina-1 (IGF-1) também foram investigados para potencial aplicação na regeneração do disco da ATM. Foi demonstrado que todos estes factores de crescimento induzem a diferenciação das células estaminais mesenquimais da medula óssea em células semelhantes a fibroblastos, que podem sintetizar a matriz do disco da ATM de GAG e colagénio de tipo I. As abordagens utilizadas para ultrapassar o desafio da engenharia da ATM têm sido variadas, desde a terapia de injeção de células à utilização de suportes sintéticos ou naturais, bem como à utilização, em certa medida, de moduladores biológicos, cada uma com um grau de sucesso variável. No entanto, o resultado crítico do sucesso de todos os substitutos da ATM não será apenas medido pelo restabelecimento da função; a prevenção de aderências fibrosas ou ossificadas, as principais complicações de muitas intervenções cirúrgicas, é também considerada um fator-chave para o sucesso das aplicações clínicas. Por conseguinte, na conceção da substituição da ATM, a incorporação de moléculas de sinalização que permitam uma substituição rápida e conveniente do tecido, mas que também evitem aderências ou ossificação do tecido substituído, seria um grande desafio. Além disso, a engenharia da interface osteocondral, com a sua estrutura complexa, e do seu componente cartilaginoso, com as suas zonas de diferentes estruturas e organização, constitui um grande desafio. Para a engenharia desta complexidade espacial, é necessário conceber suportes que recapitulem os gradientes dos sinais reguladores entre diferentes tipos de células através da compreensão da interação molecular entre as células na interface.

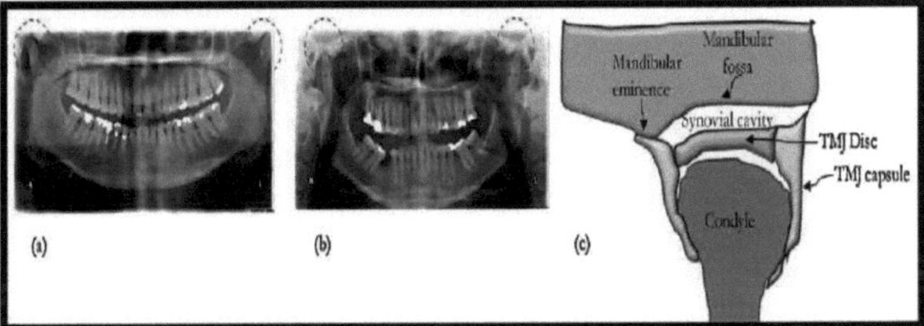

A Figura 13 mostra a radiografia panorâmica que mostra a ATM normal, indicada por círculos vermelhos (a), e a ATM doente (b). Vista de perto da ATM (c).

CAPÍTULO 8

ENGENHARIA DE TECIDOS: ANTECEDENTES CLÍNICOS RECENTES

A engenharia de tecidos é jovem. Os princípios da engenharia de tecidos pós-moderna foram sucintamente revistos por Langer e Vacanti ainda em 1993[3] . Neste artigo, definiram os conceitos fundamentais utilizados para promover a reparação, substituição ou regeneração de órgãos e tecidos. Artigos posteriores que desenvolveram os conceitos iniciais da engenharia de tecidos em ortopedia médica incluem os de Griffith e Naughton[17] ,. Outras contribuições notáveis, geralmente relacionadas com a ortopedia médica clínica, foram publicadas por uma variedade de cientistas e merecem uma leitura assídua. Nas últimas décadas do século XX, assistiu-se a um crescimento exponencial das aplicações da engenharia de tecidos, mas só na primeira década do século XXI é que a literatura dentária acolheu explicitamente o desenvolvimento concetual da engenharia de tecidos do alvéolo e da terapia com células estaminais para a especialidade ortodôntica.

Estes prenúncios anunciavam um conceito inteiramente novo na terapia regenerativa. Os protocolos antigos usavam "filler" ou um "shim" passivo que ocupava o espaço como uma espécie de prótese intra-mucosa, um substituto biológico para reparar as partes existentes do alvéolo. A ET para ortodontistas baseia-se no conceito de que criar um alvéolo ósseo maior é melhor do que extrair dentes saudáveis. Este último, segundo o argumento, equivale a uma amputação e, portanto, deve ser considerado um tratamento de segunda escolha, indicado apenas quando outras alternativas não satisfazem um plano de tratamento bem pensado.

As tentativas de aumentar a massa óssea do alvéolo derivam do pensamento regenerativo periodontal que utilizava frequentemente enxertos "passivos" variados. Mas uma plataforma passiva nem sempre é suficiente. Com a introdução de factores de crescimento, por exemplo, a proteína morfogenética óssea (BMP), a cirurgia regenerativa periodontal pode regenerar, e não aproximar, a forma original do alvéolo depois de este ter sido danificado. Este conceito foi tornado prático pelo Modelo Urist de osteogénese, o "padrão de ouro" para a regeneração óssea. Quando o Dr. Urist colocou BMP no tecido mole de ratos atímicos, o osso cresceu em locais ectópicos que normalmente teriam reabsorvido o osso transplantado. No entanto, o fator de crescimento não tinha a vantagem de conceber novas formas arquitectónicas, e manter o fator de crescimento no mesmo local era um desafio.

Os objectivos do século XXI levam os padrões ortodônticos ainda mais longe. O objetivo mais exaltado agora é atingir mais de 100% de regeneração e criar tecidos e órgãos que sejam realmente superiores ao tecido original que substituem. Esta é a promessa da terapia com células estaminais. A SCT não só regenera a forma original, como a melhora, respondendo morfogeneticamente à tensão interna osteogénica induzida por ajustes ortodônticos. Essa propriedade de desenvolver uma nova forma de alvéolo (fenótipo) acomoda a dentição idealizada pelo ortodontista, criando um osso maior, ou seja, muda a deficiência de comprimento do arco para "suficiência de comprimento do arco". O aumento da massa de osso dentário criado pela OTE também pode conferir uma quantidade significativa de estabilidade aos resultados ortodônticos, criando osso de novo onde não existia nenhum antes da intervenção ortodôntica. A estabilidade, ao que parece, reside no osso ao redor dos dentes e na forma do alvéolo. Esses dados tendem a contradizer o dogma tradicional de que o alinhamento dos dentes ou as extrações dentárias em si são os principais fatores que promovem a estabilidade ortodôntica.

ENGENHARIA DE TECIDOS: UMA CIÊNCIA RELEVANTE EM ORTODONTIA[96]

A engenharia de tecidos é uma arte e uma ciência que, à semelhança de qualquer outro tipo de engenharia, pega na cinética que ocorre naturalmente e depois redirecciona-a para projectos pré-determinados. Esta definição de engenharia pode ser aplicada à eletricidade num microcircuito, aos materiais de terra na engenharia civil, a uma turbina hidroelétrica, ou à cinética dos tecidos e manipulações biomecânicas. O ortodontista já está a manipular forças biológicas com uma miríade de estilos, mas com a némesis comum da recidiva. A terapia com células estaminais (TCS) oferece um horizonte mais amplo, mas é relativamente nova nos currículos de ortodontia, pelo que temos de pedir emprestado a outros.

Isto é em grande parte derivado das contribuições prodigiosas de Muschler et al. O protocolo específico é publicado em outro lugar , de modo que este artigo introduz apenas os conceitos básicos de engenharia de tecidos de células estaminais em relação às oportunidades emergentes em ortodontia para ortodontistas progressistas e educadores. O protocolo específico está publicado noutro local[61] , pelo que aqui se introduzem apenas os conceitos básicos da SCT relativamente às oportunidades ortodônticas emergentes para ortodontistas progressistas e educadores.

O campo da engenharia de tecidos orais e maxilofaciais é um campo jovem que não exclui necessariamente qualquer ortodontista com visão de futuro. A maior parte dos procedimentos cirúrgicos são simplesmente procedimentos ambulatórios reorquestrados que podem ser integrados no tecido de qualquer plano de tratamento ortodôntico/dentoalveolar por todos os ortodontistas.

ENGENHARIA DE TECIDOS ORTODÔNTICOS (OTE)

A Engenharia de Tecidos Ortodônticos (EOT) actua em dois grandes teatros: (1) a reparação, regeneração ou substituição do fenótipo existente, por exemplo, (1) reparação, regeneração ou substituição do fenótipo existente, por exemplo, decorticação alveolar selectiva (SAD) ou corticotomia; e (2) reestruturação de um novo fenótipo que se adapte melhor à estética facial e a uma forma de arcada dentária maior (ortodontia osteogénica acelerada periodontalmente (PAOO)/ortodontia osteogénica acelerada (PAOO/AOO). Certamente, tudo o que pode ser feito com ossos longos pode ser feito com mais facilidade e segurança com o osso alvéolo, devido ao seu pequeno tamanho, falta de elementos cartilaginosos e generoso suprimento de sangue. Em crianças em crescimento, a trajetória de um corpo maxilar ou mandibular apenas acrescenta dinâmica à terapia e valor adicional ao resultado clínico.

Princípios do enxerto de células estaminais ósseas A nova biologia da terapia com células estaminais (SCT) faz parte integrante da OTE. Esta opção é poderosa porque proporciona uma cicatrização mais rápida a uma ferida em regeneração e estabilidade ao resultado clínico. Numa frase, a terapia com células estaminais é mais rápida, mais segura e melhor. As células estaminais são únicas na sua replicação "assimétrica". Ou seja, as células estaminais dividem-se em várias gerações de células estaminais filhas auto-replicantes, para além de células com funções específicas totalmente diferenciadas no ponto final, proporcionando assim um crescimento exponencial e um ambiente mais jovem e saudável para a OTE. As células estaminais utilizadas na investigação biológica podem incluir células estaminais adultas (ASC) ou embrionárias (ESC). Estas últimas, restritas nos Estados Unidos por lei, tornaram-se em grande parte irrelevantes para fins ortodônticos.

As células estaminais adultas (ASC) utilizadas na cirurgia dentoalveolar são células estaminais mesenquimais derivadas da mesoderme (MSC), conhecidas mais amplamente como células progenitoras do tecido conjuntivo. Para o âmbito deste capítulo, apenas serão discutidas as MSC que se diferenciam em células osteoprogenitoras (OPC) e osteoblastos.

As autoridades académicas têm utilizado MSC e OPC em muitas áreas da engenharia de tecidos, demasiado vastas para serem abrangidas por um único livro, e a organização do campo ainda está a ser aperfeiçoada. Para tal, é necessária uma abordagem pragmática denominada "ciência translacional", que leva a teoria de bancada a aplicações práticas manifestas na cadeira. Os enxertos de células estaminais ósseas, o veículo de desenvolvimento do alvéolo OTE, podem gerar tecidos osteogénicos activos a partir do momento em que são colocados. Estes enxertos podem ser preferidos aos materiais convencionais quando o cirurgião pretende induzir uma regeneração tecidular robusta e o desenvolvimento de morfotipos em vez de implantar uma massa passiva e incipiente à espera que o tecido circundante (envelhecido e doente) a transforme em parênquima funcional.

Embora cada célula estaminal tenha a sua própria vitalidade, o tipo específico de potencial regenerativo de qualquer MSC é determinado por estímulos ambientais que activam a célula estaminal. Este elemento de ativação pode ser bioquímico, como na química dos ligandos dos factores de crescimento, ou físico, por exemplo, os diferenciais de carga no osso através de aparelhos fixos; a utilização de ambos pode ser sinérgica. A ativação e a trajetória de diferenciação final de qualquer célula estaminal devem ser ativamente moduladas, porque a integração cirúrgica do enxerto gera a sua própria "energia de cura" suficiente para ultrapassar a resistência inercial dos tecidos naturais a alterações na forma (a fonte de recidiva clínica).

Este input, um fenómeno bioquímico e biomecânico (cirurgia e força), imita a energia de ativação ou o limiar catalítico na cinética química. Este limiar, uma ação de amortecimento, é uma espécie de inércia tecidular ou homeostase, que é vividamente ilustrada na Paisagem Epigenética de Waddington, apresentada na Fig. A paisagem é uma metáfora visual que relaciona, utilizando a linguagem da análise de sistemas, os estados de entrada, de saída e de rendimento. A saída pode ser uma MSC idêntica ou células diferenciadas "a jusante". Esta dinâmica empírica é a razão pela qual o conceito de ortodontia como arte é singularmente insuficiente, e porque a ortodontia como ciência, como um suplemento à arte, e não um substituto, é absolutamente necessária para abordar as questões da OTE do século XXI.

As células, o ambiente local no qual elas crescem e o limiar biomecânico ideal devem ser mantidos assiduamente pelo clínico astuto para que a forma desejada do tecido seja realizada em torno das posições ideais dos dentes. Apesar de a OTE abranger o conhecimento específico da biologia das células estaminais do alvéolo, a biologia básica da engenharia de tecidos do alvéolo[64] e as diretrizes operacionais são aplicáveis a todo o tecido ósseo em qualquer local anatómico.

IDENTIFICAÇÃO DE CLUSTERS, FARMACO-ORTODONTIA E MANIPULAÇÃO GENÉTICA

Se for possível identificar destinos celulares específicos com a DC, então é concebível que as suas funções possam ser manipuladas com a injeção de produtos farmacêuticos. Os ortodontistas (ortopedistas dentoalveolares) poderão então alterar a fisiologia e o morfotipo do osso alveolar, manipulando a expressão genética das MSC através de agentes farmacológicos. Mas, por agora, ao aumentar o alvéolo ósseo através do recrutamento direto de células estaminais e da ativação mecânica, não é necessário sacrificar dentes saudáveis, pelo que a desfiguração facial e o notório potencial de recidiva de 90% desta especialidade deixarão de assombrar os futuros profissionais.

É por isso que a preocupação com a movimentação dentária acelerada com a terapia ortodôntica facilitada cirurgicamente (SFOT) - apesar dos seus efeitos salutares na redução da infeção e do seu apelo emocional - infelizmente perde um ponto biológico mais profundo. Além disso, a dádiva do transplante de células viáveis em PAOO/AOO é muito mais promissora do que uma forma inteligente de mover os dentes mais rapidamente. O protocolo engenhoso desenvolvido por Wilcko et al. representa uma mudança sísmica para a teoria ortodôntica, e catapulta-a para a engenharia genética dos destinos das células estaminais, a função fundamental da engenharia de tecidos.

Apesar de ser apenas um horizonte concetual, apenas as contribuições prodigiosas da colaboração de Wilcko e Ferguson permitiram que a OTE entrasse no domínio dos estudos biológicos sérios. Este par colegial introduziu uma riqueza de princípios biológicos subjacentes, que anteriormente estavam adormecidos para os dentistas. No entanto, para o académico de mente aberta, um grande corpo de biologia teórica pré-existente e contemporânea já tinha, numa espécie de preempção cármica, explicado as observações clínicas, tranquilizado os clínicos quanto à segurança da engenharia de tecidos do alvéolo e clarificado o seu potencial em termos de terapia genética.

Construções e andaimes de engenharia de tecidos

Qualquer discussão sobre a engenharia de tecidos com células estaminais não está completa sem alguma discussão sobre os suportes (constructos), a matriz dentro da qual as células enxertadas são transportadas ou cultivadas. A conceção de um bom andaime deve incorporar uma química de superfície favorável às células e obedecer a propriedades mecânicas específicas que imitem as condições bioquímicas locais. Em teoria, pensa-se que os andaimes, as membranas de barreira e outras construções tecidulares fabricadas são simultaneamente dispositivos eficientes de entrega de enxertos, ferramentas tecidulares que facilitam a contenção de partículas no local crítico de regeneração e um meio de excluir células indesejadas. Este vazio permite que a vasculatura necessária cresça e que os nutrientes difundidos fluam sem obstáculos. Um andaime pode ser sintético (fosfato tricálcico, TCP), um polímero biodegradável de ácido poliláctico ou poliglicólico, ou biológico (matriz óssea desmineralizada ou DBMvi). Os suportes reabsorvíveis, como os polímeros de ácido lático, ou as "barreiras" não reabsorvíveis são frequentemente utilizados na regeneração periodontal para impedir a invasão de células não osteogénicas, como o epitélio sulcular ou o tecido conjuntivo. O objetivo das chamadas técnicas de barreira ou de "regeneração tecidular guiada" era originalmente promover um ambiente que facilitasse a orientação dos tecidos e a "nova fixação do tecido conjuntivo" a uma superfície radicular previamente desnudada pela doença. Para efeitos de aumento puro do alvéolo e desenvolvimento do fenótipo na ausência de doença periodontal (AOO), as membranas de barreira podem ser supérfluas. No entanto, nos casos em que o PAOO é selecionado para regenerar simultaneamente defeitos periodontais infectados e aumentar o volume do alvéolo para a movimentação dentária, o clínico é colocado perante um dilema: se o suporte deve manter a viabilidade celular e também conter o enxerto, então a parte que cobre os defeitos infra-ósseos deve ser concebida para suportar as MSC, enquanto o outro lado da barreira/ suporte deve ser concebido para retardar a migração apical do epitélio. Isto requer uma coreografia cirúrgica bastante hábil e capacidades criativas de bioengenharia. As perturbações ambientais locais (químicas ou físicas) do meio local das células enxertadas determinarão a arquitetura final do tecido. É por esta razão que os melhores andaimes procuram imitar o tecido nativo e os ambientes bioquímicos. Quanto mais a conceção do complexo andaime/enxerto estiver em conformidade com o ambiente nativo do hospedeiro, tanto em termos de composição química como de topografia, mais eficaz será a integração do biomimético. O aloenxerto de células estaminais viável enfatizado neste capítulo emprega uma matriz óssea desmineralizada num suporte "natural", e é provavelmente o melhor disponível para o médico comum. Parece que nenhum andaime pré-fabricado ou a chamada barreira orientadora de tecidos pode replicar a topografia de superfície ideal e o ambiente bioquímico gerado pela matriz óssea natural e desmineralizada. Numa base clinicamente empírica, o consenso também sugere que a contenção do enxerto não é crítica para o sucesso do PAOO/AOO, como acontece nos métodos regenerativos padrão. Assim, a construção DBM que suporta o SCT alogénico parece ser bastante suficiente para fins de OTE.

Caraterísticas clínicas e fontes de células estaminais: Os enxertos originalmente publicados para PAOO e AOO eram misturas de matriz óssea desmineralizada e extensores de enxerto inertes. Os enxertos de células estaminais alogénicas podem ser utilizados para PAOO/AOO com maior sucesso devido às concentrações mais densas de células estaminais homogéneas e OPC. Estes enxertos são designados por aloenxertos de "células viáveis". Originalmente, foram colhidos enxertos de aspirados ilíacos para obter células autógenas viáveis. No entanto, estes enxertos são limitados pela sua heterogeneidade; são compostos por populações heterogéneas relativamente pequenas e não refinadas de células estaminais mesenquimatosas, células osteoprogenitoras, pré-osteoblastos, osteoblastos e (infelizmente) um grande componente de células hematopoiéticas. Em contraste, os concentrados de células estaminais de fontes alogénicas podem eclipsar a heterogeneidade e os números insignificantes de OPC encontrados em qualquer aspirado do mesmo doente.

Fontes extra-orais de células estaminais

Alguns médicos ortopedistas e cirurgiões maxilofaciais continuam a recomendar os auto-enxertos da crista ilíaca, mas estes produzem frequentemente efeitos secundários graves, entre os quais a dor permanente durante a deambulação. Assim, as células retiradas diretamente da medula óssea oral do próprio doente constituem, por norma, a fonte mais conveniente de células estaminais para concentrações convencionais inferiores a 3 cc. A qualidade do osso proveniente destes pequenos locais intra-orais é mais do que adequada, de acordo com os estudos de Nowzari et al. No entanto, em defesa dos enxertos de crista ilíaca, no futuro, as colheitas orais podem tornar-se mais homogéneas e densas com a concentração in vitro na cadeira antes da reinjecção no dador/hospedeiro.

Mas para que este seja competitivo com as fontes alogénicas contemporâneas, o enxerto tem de se revelar mais condensado, com mais de 3-4 milhões de células por cc, a concentração estimada de aloenxertos ósseos viáveis in situ. No entanto, é necessária alguma discussão sobre as grandes colheitas de aspirados de medula óssea de ossos grandes como a metáfise tibial proximal ou a crista ilíaca, porque a crista ilíaca representa uma fonte de osso in vivo abundante para procedimentos em ortopedia médica e cirurgia maxilofacial.

As colheitas de células autógenas aumentam sempre o risco e a morbilidade até certo ponto, apesar do facto de a cirurgia minimamente invasiva ou uma colheita por aspiração minimizar estes efeitos secundários. Atualmente, diferentes estratégias de aspiração maximizam os rácios de colheita/morbilidade a partir da crista ilíaca, mas a biologia dos locais de colheita e dos locais receptores tem de ser monitorizada de perto. As células progenitoras derivadas da cartilagem, por exemplo, só são capazes de formar cartilagem.

O tecido adiposo é outro local muito rico para a colheita de ASC, com uma morbilidade de colheita inferior à do osso. No entanto, o tecido adiposo não consegue igualar a densidade de progenitores do osso autógeno ou de aloenxertos viáveis processados. Além disso, as colheitas de células estaminais adiposas requerem um processamento mais complicado do que as do osso, mas algumas células derivadas do tecido adiposo demonstraram ser menos osteoindutoras e apresentam uma notável ausência de determinantes osteoblásticos específicos.

Podem ser obtidos aspirados múltiplos e separados na crista ilíaca a partir de uma abordagem anterior ou posterior. As aspirações destes locais fornecem uma fonte rica de ASC, mas a densidade celular, ou seja, o número de células por cc, pode ser insuficiente para regenerar completamente um defeito ósseo ou responder adequadamente às exigências da modificação do fenótipo ortodôntico. É aqui que o aloenxerto alogénico de células estaminais (suplemento de células viáveis) é útil. As concentrações de alguns aloenxertos per se são de, pelo menos, 250.000/cc e podem, de facto, aproximar-se de um a quatro milhões/cc in situ. Em contraste, o melhor rendimento que uma aspiração da crista ilíaca pode obter é de cerca de 50.000/cc, e mesmo isso é uma mistura de muitas células indesejadas.

Aplicações clínicas das células estaminais e das células progenitoras ósseas

Mesclando protocolos regenerativos tradicionais com inovações recentes, podemos organizar a engenharia tecidual clínica em cinco grandes categorias: (1) enxerto autógeno simples in situ; (2) transplante autógeno; (3) enxertos expandidos por cultura; (4) enxertos de células-tronco geneticamente alteradas; e (5) geração de tecidos e órgãos ex vivo. A tradição ortodôntica acrescenta força modulada a esses métodos e enfrenta os formidáveis desafios do ambiente bucal, por exemplo, infeção, flutuações radicais de temperatura e diferenciais de pressão, que não são sofridos pela ortopedia médica. De facto, quando os protocolos dentoalveolares se revelam eficazes, os ortopedistas médicos fazem bem em seguir o exemplo. As inovações médico-ortopédicas são facilmente transferidas da ciência dentária; o inverso não é verdadeiro.

Seleção de células estaminais autógenas

O termo "tissue targeting" é reservado para estratégias regenerativas concebidas para produzir a ativação, migração, proliferação e/ou diferenciação de células estaminais endógenas locais e outros progenitores do tecido conjuntivo. Isto pode ser feito com uma simples decorticação cirúrgica e/ou forças terapêuticas que exploram a plasticidade fenotípica (epigenética). As construções de tecidos e os factores de crescimento exógenos aplicados localmente - proteínas morfogenéticas ósseas, fator de crescimento dos fibroblastos-2 e fator de crescimento endotelial vascular (VEGF) - também podem ser úteis neste contexto. O pressuposto da segmentação é que os tecidos locais estão repletos de células estaminais suficientes para regenerar o tecido original ou construir novos fenótipos.

Infelizmente, isso pode não ser verdade. Os estudos de Wilcko e Ferguson et al[50] . e outros[67] demonstram que o aumento do fenótipo do alvéolo pode não ser possível sem algum tipo de enxerto ósseo suplementar. Na segmentação de tecidos, o termo osteocondução é utilizado para o potencial de apoio à osteogénese óssea in situ com um fenótipo existente, ou seja, sem osso de novo. Isto deve-se ao facto de um material osteocondutor não poder cumprir o "padrão de ouro" para a formação de osso novo, o Modelo de Urist. O termo osteoindução, pelo contrário, é utilizado para materiais, como os factores de crescimento, que induzem o crescimento ósseo independentemente do local recetor, aumentando a massa óssea.

Os métodos utilizados para o "direcionamento" das células clínicas incluem a estimulação biofísica tradicional (carga biomecânica), a estimulação electromagnética ou a vibração por ultra-sons. Os agentes farmacêuticos administrados sistemicamente também podem ter como alvo as células estaminais e incluem a hormona paratiroideia[2] , esteróides ou hormonas de crescimento humano.

Nem todos esses métodos de direcionamento celular são práticos na Ortodontia clínica. No entanto, os ortodontistas devem estar cientes desses métodos, uma vez que os pacientes podem apresentar esses agentes prescritos por outros médicos.

Aloenxertos: Mesma espécie, indivíduos diferentes

O enxerto alogénico tem uma longa história em periodontologia e serve como um método prático tanto para a regeneração como para a alteração do fenótipo, utilizando protocolos bastante simples e testados ao longo do tempo, mas é sensível à técnica e sofre da desvantagem de necrose celular prematura quando o protocolo de transplante não é meticulosamente seguido.

As MSCs transplantadas (alogénicas) também podem ser direcionadas para os componentes dos tecidos, melhorando o resultado de enxertos condutores e indutivos para aumentar o volume e fortalecer os tecidos nativos não doentes, o que significa que, mesmo quando o conteúdo e a forma nativos não são substituídos, as células estaminais alogénicas podem tornar o osso existente mais forte para melhor acomodar implantes dentários endósseos de titânio e dispositivos de ancoragem ortodôntica temporária (DATs). Embora não seja muito utilizada em periodontologia, foi proposta em ortopedia médica uma técnica de colheita por aspiração do ilíaco e concentração por centrifugação de células estaminais autógenas, que é considerada uma alternativa superior a esta técnica ortopédica alogénica convencional. Atualmente, estes protocolos de concentração por centrifugação inconvenientes só são aplicáveis em cirurgias ortopédicas médicas.

Enxertos autógenos expandidos por cultura

A medula óssea aspirada contém cerca de uma célula estaminal por cada 20.000 células totais enxertadas. Isto significa que pode ser necessária alguma forma de aumentar a densidade de MSC para obter todos os benefícios do poder regenerativo dos enxertos. Para além da utilização de uma centrifugadora, pode ser utilizado o aumento da população de células estaminais in vitro. Este método é designado por "expansão celular (populacional)". As células expandidas em cultura podem não só aumentar o número absoluto de células estaminais, mas também criar um conteúdo mais homogéneo. Os enxertos de células estaminais expandidas em cultura têm a vantagem relativa da comodidade e da quantidade ilimitada. No entanto, é sempre necessário recorrer a aloenxertos autógenos ou armazenados (células estaminais em bancos) quando a regeneração cirúrgica é urgente ou episódica. As células para enxertos de células estaminais expandidas em cultura podem ser derivadas de qualquer derivado mesodérmico, mas a expansão celular também tem os seus limites porque a senilidade das células excessivamente clonadas esgota tanto a capacidade proliferativa como o potencial osteogénico dos progenitores.

Teoricamente, os receios expressos de que a expansão selectiva arrisca o desenvolvimento de linhas celulares mutagénicas ou neoplásicas são uma especulação comum. No entanto, uma vez que não foram demonstradas previsivelmente células formadoras de tumores nesta técnica de clonagem, o risco de formação de tumores é aparentemente bastante baixo. Os riscos podem ser mais atribuíveis a erros humanos do que às caraterísticas intrínsecas de qualquer protocolo de base científica em si. Atualmente, as técnicas de expansão de células estaminais in vitro estão a ser utilizadas para células estaminais cartilagíneas para reparar defeitos da cartilagem, mas não estão disponíveis enxertos ósseos expandidos de rotina para o aumento do alvéolo ortodôntico, para o tratamento de osso traumatizado, para a regeneração periodontal ou para a engenharia de tecidos PAOO/AOO.

Enxertos de células estaminais geneticamente modificadas

O método mais sofisticado de engenharia de tecidos é a utilização de células estaminais expandidas que são geneticamente modificadas in vitro. A expressão genética pode ser modificada com uma variedade de métodos para produzir um comportamento celular específico, como a produção máxima de um fator de crescimento específico. Estas células podem influenciar não só as células enxertadas, mas também o comportamento das células nativas perto do local da cirurgia, numa espécie de "recrutamento de células nativas" e de transferência de plasmídeos. Os padrões genéticos específicos são geralmente manipulados por vectores, normalmente vírus naturais modificados, como um retrovírus, lentivírus ou adenovírus, num método designado por transfecção viral. Uma vez que a manipulação genética apresenta alguns dos maiores riscos da engenharia de tecidos, a segurança previsível é atualmente um desafio maior com este método do que as questões de regeneração ou desenvolvimento de fenótipos.

Geração e transplante de tecidos ex vivo

Talvez a área mais inspiradora da engenharia de células estaminais seja o fabrico de órgãos totalmente funcionais criados em laboratório e depois colocados diretamente em receptores humanos para substituir órgãos defeituosos, órgãos em falta ou defeitos maciços nos tecidos. A criação de tecidos e órgãos maduros totalmente fora do corpo humano a partir de células estaminais excisadas e expandidas é conhecida como engenharia de tecidos ex vivo. Chegará o dia em que os equivalentes dentários biológicos funcionais poderão ser colocados em alvéolos tão facilmente como os implantes de titânio, mas atualmente este procedimento de investigação está limitado a tecidos como as córneas, a cartilagem e o tegumento, que não requerem necessariamente um suporte vascular complexo. Assim, para os ortodontistas, atualmente, o transplante ex vivo não é uma alternativa prática.

Abordagens actuais à engenharia de tecidos[100]

"Engenharia de tecidos" é o termo geral para uma série de formas através das quais os tecidos perdidos em resultado de traumas e doenças podem ser restaurados. Os investigadores podem utilizar células isoladamente (como no caso do transplante de medula óssea), mas para a reconstrução dentária e craniofacial, os investigadores utilizam mais frequentemente células em combinação com suportes e suportes adequados que podem ou não conter factores bioactivos. Esta abordagem não deve ser concebida como sendo de "tamanho único"; pelo contrário, depende do tipo de reconstrução que se pretende, do estado do tecido recetor e do estado fisiológico do doente. Como em qualquer estudo biomédico rigoroso, a regeneração de tecidos requer uma abordagem sistemática para identificar tecidos com as populações adequadas de células estaminais e/ou células progenitoras mais empenhadas, para determinar as melhores condições possíveis para a sua expansão ex vivo, para otimizar a natureza dos suportes e suportes e para desenvolver modelos animais pré-clínicos adequados. Além disso, os resultados e a forma de os medir devem também ser rigorosamente definidos.

Células: como é que as tratamos e onde é que as podemos obter?

Até à data, não existem marcadores que permitam distinguir entre as SSC e os tipos de BMSC mais comprometidos para purificar as SSC diretamente da medula óssea. No entanto, dada a demonstração repetida da elevada eficiência das populações de BMSCs (que contêm SSCs) na regeneração de um órgão ósseo/medular, bem como a necessidade de gerar um grande número de células por expansão ex vivo para a regeneração de tecidos, a incapacidade de purificar as SSCs não constitui uma limitação crítica. A principal preocupação durante a expansão ex vivo é a identificação de condições de cultura que mantenham as propriedades importantes das CSE na população de BMSC. Normalmente, as células são cultivadas em cultura com meio nutriente que contém soro de vitelo fetal, o que pode representar um perigo potencial em termos de transmissão de vírus. Felizmente, as BMSC humanas podem ser cultivadas em meio isento de soro até quatro dias antes de serem colhidas e continuam a ser bastante viáveis e activas na formação de um órgão ósseo ou medular. Este facto é importante tendo em conta as recomendações/orientações da U.S. Food and Drug Administration relativamente à formação de um órgão de medula óssea. Food and Drug Administration dos EUA relativamente à eliminação da utilização de soro fetal de vitelo, na medida do possível, aquando da produção de células para uso humano.

A maioria dos estudos pré-clínicos utilizou células de aspirados de medula óssea da crista ilíaca ou células lavadas de grandes amostras cirúrgicas de osso. Até há pouco tempo, pouca atenção foi dada ao tipo específico de osso utilizado como fonte de células. No entanto, o tipo de osso utilizado para a colheita de medula pode ser uma questão importante. O esqueleto axial/apendicular deriva do mesoderma embrionário, enquanto o osso da região craniofacial se desenvolve a partir do ectoderma. Pouco se sabe sobre a forma como estas diferentes origens embrionárias influenciam as actividades das SSCs, mas tem sido notado que os enxertos ósseos do ílio são frequentemente reabsorvidos rapidamente quando colocados em osso maxilar ou mandibular.

Um estudo recente sugere que existem diferenças entre as BMSCs da crista ilíaca e as BMSCs da maxila e da mandíbula, com base no tipo de osso que formam no transplante in vivo. Estes resultados indicam que são necessários mais estudos para determinar se as BMSC derivadas de fontes axiais/apendiculares podem, de facto, substituir as de origem craniofacial.

Os investigadores também referiram que as células com propriedades semelhantes às das SSC podem ser isoladas de uma variedade de tecidos para além da medula óssea, incluindo gordura, sangue periférico e sangue do cordão umbilical. Até à data, a mais promissora destas fontes extra-esqueléticas parece ser a gordura. O tratamento enzimático do tecido adiposo colhido por lipoaspiração liberta células de natureza semelhante, mas não idêntica, às SSC. As células estaminais adultas derivadas do tecido adiposo são capazes de se diferenciar em tipos de células ósseas, cartilagíneas e adiposas in vitro. No entanto, as suas propriedades ainda não foram completamente testadas in vivo e, embora pareçam formar osso, não se sabe se são capazes de reformar completamente um órgão ósseo ou medular. Do mesmo modo, os investigadores identificaram células no sangue periférico e no sangue do cordão umbilical que parecem apresentar propriedades semelhantes. As SSCs circulantes são extremamente raras nos seres humanos, e a sua origem e função são desconhecidas. Embora um pouco mais abundantes, as células semelhantes às SSC do sangue do cordão umbilical também não são isoladas por rotina. O tecido periosteal colhido do osso maxilar é uma fonte potencialmente atractiva para a prática dentária devido à facilidade de acesso e colheita. Os dados preliminares indicam, de facto, que as células periosteais isoladas do osso maxilar podem ser facilmente cultivadas em cultura e, quando transplantadas in vivo, formam quantidades significativas de osso comprovado histologicamente.

As BMSC derivadas de dadores saudáveis já estão disponíveis comercialmente. Pensa-se que não expressam antigénios de histocompatibilidade e, por isso, não provocam uma resposta imunitária se forem utilizadas em pessoas diferentes (alogénicas); no entanto, não é claro que a ausência de resposta imunitária se mantenha quando as células se diferenciam. Pensa-se também que as BMSC modulam o sistema imunitário e, por isso, ainda não se sabe até que ponto as preparações celulares alogénicas serão eficazes em qualquer aplicação. No entanto, as BMSCs estão a ser testadas (para o tratamento da doença enxerto-versus-hospedeiro e da doença de Cr0hn) para uso compassivo em doentes nos quais todos os outros tratamentos falharam.

Recentemente, utilizando técnicas que foram desenvolvidas para a caraterização de BMSCs, vários investigadores relataram o isolamento de células estaminais da polpa de dentes decíduos e permanentes e do ligamento periodontal (PDL). Foi demonstrado que as células da polpa dentária formam dentina quando transplantadas in vivo, e as células derivadas do PDL formam cemento e uma estrutura semelhante ao PDL. Muito está ainda por fazer com estas populações celulares heterogéneas para identificar e caraterizar as verdadeiras células estaminais e determinar a sua relação com as células estaminais esqueléticas (SSCs).

No entanto, dado o facto de os dentes decíduos e terceiros molares com PDL anexado estarem disponíveis por rotina, estes tecidos representam outra fonte de células autólogas que seria de interesse para a comunidade dentária para procedimentos de restauração.

Investigação sobre células estaminais[47]

As células estaminais têm também um grande potencial de utilidade no domínio da investigação. Seguem-se alguns dos tópicos biológicos sobre os quais a investigação com células estaminais pode lançar luz -

a) Biologia do desenvolvimento humano: O estudo deste tópico está condicionado por limitações práticas e éticas. As células ES humanas podem permitir a investigação do modo como as células humanas primitivas se comprometem com as principais linhagens do corpo, que formam a miríade de tipos de células funcionais no adulto. Este conhecimento será útil em muitos domínios. Por exemplo, o domínio da biologia do cancro será beneficiado, uma vez que se pensa atualmente que muitos cancros têm origem em anomalias nos processos normais de desenvolvimento. As células ES humanas também ajudarão no estudo dos defeitos congénitos.

b) Transplantação: As células estaminais pluripotentes podem ser utilizadas para gerar quantidades ilimitadas de tecidos e órgãos. Estes produtos de células estaminais poderiam, teoricamente, restaurar a função sem imunossupressão e sem compatibilidade de tecidos. Essas células, quando utilizadas em terapias de transplantação, seriam de facto adequadas para a doação "universal". O transplante de medula óssea, um procedimento difícil e dispendioso associado a riscos significativos, poderia tornar-se seguro, rentável e disponível para o tratamento de uma vasta gama de doenças clínicas, incluindo a anemia aplástica e certas doenças sanguíneas hereditárias. Isto seria especialmente importante em pessoas que perderam a função da medula devido a exposição tóxica, por exemplo, a radiações ou agentes tóxicos. Com estas terapias de transplante, é possível, no futuro, o crescimento e o transplante de outros tecidos perdidos por doença ou acidente, por exemplo, pele, coração, componentes do sistema nervoso e outros órgãos importantes. Os transplantes derivados de células estaminais da pele, do coração, dos rins e de outros órgãos importantes poderão ter um enorme impacto na sociedade.

c) Terapia genética: Na terapia genética, o material genético que fornece uma proteína em falta ou necessária, ou que provoca um processo bioquímico clinicamente relevante, é introduzido num órgão para um efeito terapêutico. Para as terapias baseadas em genes (especificamente, as que utilizam sequências de ADN), é fundamental que o gene desejado seja introduzido nas células estaminais do órgão, de modo a obter uma expressão e um efeito terapêutico a longo prazo. Embora as técnicas de introdução do ADN terapêutico tenham sido muito melhoradas desde o primeiro protocolo de terapia génica, há quase 10 anos, ainda não se registaram êxitos genuínos. Para além dos problemas de entrega, a perda de expressão ou a expressão insuficiente é um importante fator limitativo da aplicação bem sucedida da terapia genética, que poderia ser ultrapassado através da transferência de genes para as células estaminais (que presumivelmente se diferenciarão e se orientarão corretamente). A capacidade proliferativa "imortal" das células estaminais poderia ultrapassar os problemas de perda e expressão insuficiente de um gene, que os procedimentos de terapia genética enfrentam atualmente.

d) Modelos de doenças humanas limitados por modelos animais e de culturas celulares: A investigação de um certo número de doenças humanas é gravemente limitada pela falta de modelos in vitro. Vários vírus patogénicos, incluindo o vírus da imunodeficiência humana e o vírus da hepatite C, só se desenvolvem em células humanas ou de chimpanzés. As células estaminais embrionárias poderão fornecer tipos de células e tecidos que acelerarão consideravelmente a investigação destas e de outras doenças virais. Os actuais modelos animais de doenças neuro-degenerativas, como a doença de Alzheimer, representam apenas parcialmente o processo da doença.

ENGENHARIA DE TECIDOS CRANIOFACIAIS[37]

A engenharia de tecidos craniofaciais promete a regeneração ou a formação de novo de estruturas dentárias, orais e craniofaciais perdidas devido a anomalias congénitas, traumatismos e doenças. Praticamente todas as estruturas craniofaciais são derivadas de células mesenquimais. As células estaminais mesenquimatosas são a descendência das células mesenquimatosas após divisão assimétrica e residem em várias estruturas craniofaciais no adulto. Células com caraterísticas de células estaminais adultas foram isoladas da polpa dentária, do dente decíduo e do periodonto. Várias estruturas craniofaciais, tais como o côndilo mandibular, o osso calvário, a sutura craniana e o tecido adiposo subcutâneo, foram modificadas a partir de células estaminais mesenquimais, factores de crescimento e/ou abordagens de terapia genética. Em vez da dependência da prática clínica atual de materiais duráveis, como amálgamas, compósitos e ligas metálicas, as terapias biológicas utilizam células estaminais mesenquimatosas, fornecidas ou recrutadas internamente, para gerar estruturas craniofaciais em biomateriais de suporte temporários. É provável que a engenharia de tecidos craniofaciais se concretize num futuro próximo e representa uma oportunidade que a medicina dentária não se pode dar ao luxo de perder.

RECONSTRUÇÃO ORAL E MAXILOFACIAL[102]

Todos os tipos de tecidos de origem ectodérmica, mesodérmica e endodérmica são candidatos a estratégias de engenharia de tecidos e estão presentes na região oral e maxilofacial. No entanto, certas estruturas são mais frequentemente afectadas por doenças, traumas e falhas de desenvolvimento e constituem o foco da nossa discussão, embora os métodos reconstrutivos descritos possam ser aplicados a condições mais raras. As entidades patológicas comuns incluem processos císticos e neoplásicos benignos e malignos que afectam os maxilares superior (maxila) e inferior (mandíbula), bem como condições degenerativas que envolvem a articulação mandibular (articulações temporomandibulares). Estas doenças, ou a subsequente remoção de tecido patologicamente envolvido, podem produzir defeitos de continuidade dos maxilares que requerem a substituição de osso, cartilagem e epitélio de revestimento (Figura-14).

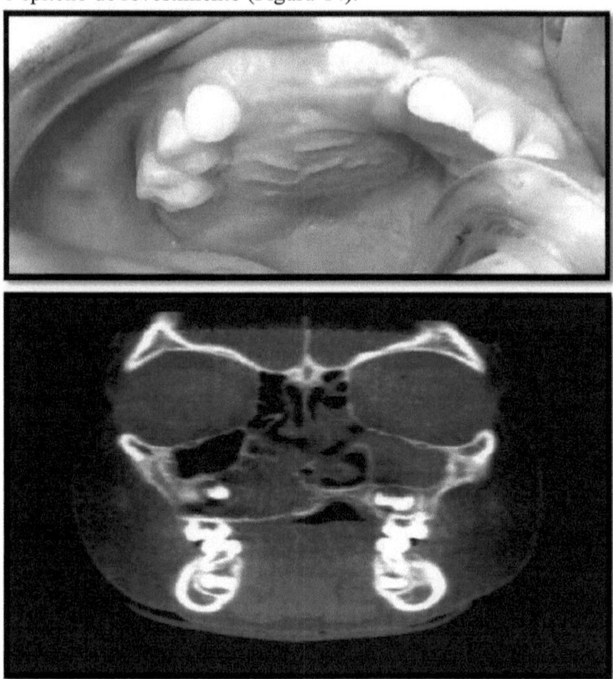

A Figura-14 mostra a (A) fotografia intra-oral de um doente com um tumor de células gigantes do maxilar superior, que se apresenta como um inchaço do palato e erosão do osso de suporte, resultando na perda de dentes adjacentes. (B) TAC coronal do mesmo doente com uma lesão de células gigantes do maxilar direito que produziu uma destruição óssea acentuada e deslocação de dentes em desenvolvimento. A sinusite do seio maxilar esquerdo é um achado incidental.

Uma vez que muitas destas condições são frequentemente silenciosas e as dimensões das estruturas envolvidas são relativamente pequenas, a sua apresentação inicial está normalmente associada a um envolvimento significativo dos tecidos. Para além da doença, a carga não fisiológica do osso pode produzir perda de tecido esquelético, afectando os maxilares e as articulações. A perda óssea em edêntulos envolve a reabsorção dos processos alveolares dos maxilares (ou seja, a porção do osso maxilar que envolve as raízes dentárias) após a remoção dos dentes (Figura-15). Acredita-se que este fenómeno resulte do carregamento direto do osso durante a mastigação e da perda das forças fisiológicas de manutenção transmitidas pelos dentes. Com o passar do tempo, a perda óssea produz rebordos alveolares severamente atrofiados, colocando desafios significativos para a reconstrução protética da dentição e uma predisposição para a fratura patológica da mandíbula (Seper et al., 2004). Nas mulheres pós-menopáusicas, observa-se um aumento da incidência de reabsorção alveolar após a redução dos níveis de hormonas protectoras do osso.

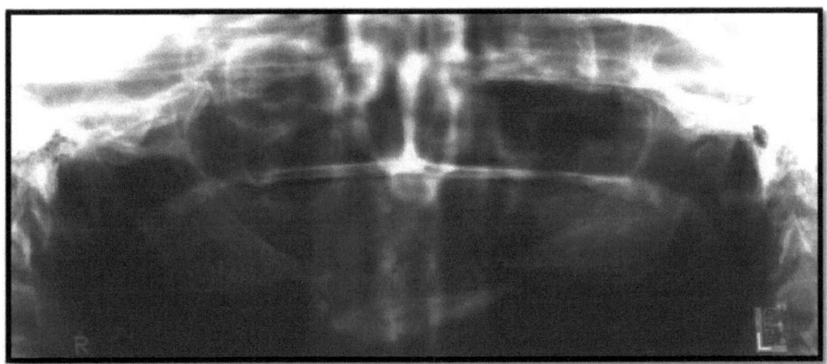

A Figura 15 mostra a radiografia panorâmica de um doente com uma mandíbula atrófica fracturada. As doenças degenerativas das articulações temporomandibulares (ATM) resultam habitualmente de forças mecânicas não fisiológicas produzidas por excessivas amplitudes de movimento das articulações ou de microtraumatismos crónicos decorrentes de vários hábitos parafuncionais (de Bont e Stegenga, 1993). Os hábitos em questão incluem o cerramento da mandíbula e o ranger de dentes (bruxismo noturno) e os hábitos de movimentos repetitivos, como roer as unhas e mastigar pastilhas elásticas. A lesão das ATMs afecta normalmente as superfícies de articulação da cabeça do côndilo e da fossa glenoide, bem como o disco interposicional, produzindo um espetro de doença que vai desde a condromalácia à osteoartrite grave.

Como articulações sinoviais, as ATMs também podem ser vítimas de vários processos de doenças imunomediadas, como a artrite reumatoide ou psoriática (Figura 16). O componente inflamatório é responsável pela perda progressiva de tecido estrutural, levando a alterações nas relações esqueléticas e má oclusão (Helenius et al., 2005). Nas formas avançadas da doença, pode ser necessária a substituição da cartilagem e do osso como uma reconstrução total da articulação para restaurar a função ou o suporte esquelético da mandíbula

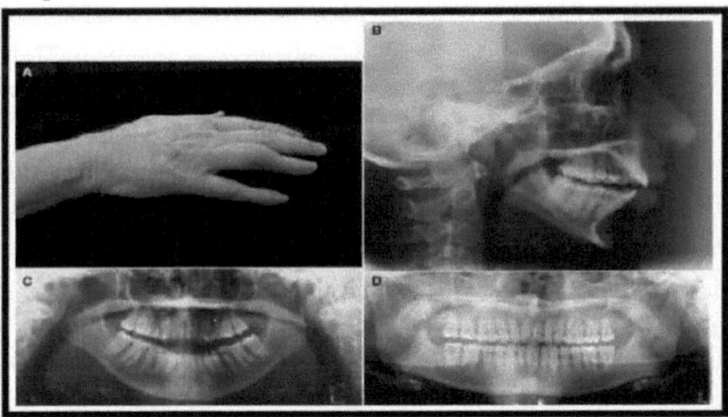

A Figura 16 mostra a **(A)** Deformação reumatoide da articulação interfalângica proximal do quarto dedo. **(B)** Radiografia cefalométrica lateral de um paciente com artrite reumatoide. A degeneração reumatoide das ATMs reduz o suporte vertical posterior da mandíbula, produzindo uma mordida aberta anterior. **(C)** Radiografia panorâmica do mesmo paciente com artrite reumatoide. Comparar a aparência dos côndilos reabsorvidos bilateralmente com os côndilos normais.**(D)** Radiografia panorâmica de um paciente saudável.

O traumatismo maxilofacial constitui outro grupo de condições que oferece oportunidades para a reconstrução por engenharia de tecidos. Enquanto a maioria das formas de traumatismo contundente resulta em fracturas em que a perda de tecido é mínima, as lesões penetrantes produzidas por mísseis e projécteis de alta velocidade criam frequentemente uma perda significativa de osso e de tecidos moles sobrejacentes. Por último, devem ser consideradas as várias formas de fendas faciais congénitas que afectam habitualmente a região oral e maxilofacial. Numa forma limitada, a falha na fusão dos processos maxilares unilateral ou bilateralmente produz fendas alveolares. Quando o lábio superior, a maxila e o palato estão envolvidos, está presente uma constelação de deformidades associadas a doentes com fendas labiais e palatinas unilaterais ou bilaterais.

Na reconstrução de defeitos anatómicos, os eventos causais devem ser tidos em conta para garantir o sucesso a longo prazo. Os defeitos produzidos por condições traumáticas, de desenvolvimento e patológicas estão associados a um ponto final definido. Partindo do princípio de que a patologia foi completamente erradicada ou de que não ocorrem novos insultos traumáticos, os defeitos produzidos por estes mecanismos podem ser totalmente caracterizados no que respeita ao tamanho e aos tipos de tecido em falta. Em contraste, a perda de tecido resultante de hábitos parafuncionais, padrões de carga não fisiológicos e degeneração imunologicamente mediada continua frequentemente após a reconstrução. Este conjunto de circunstâncias afectará negativamente quaisquer construções biológicas produzidas por técnicas de engenharia de tecidos e impõe uma limitação importante à aplicação clínica da sua utilização. Antes de se poderem utilizar materiais biológicos, em vez de aloplásticos, a correção da etiologia subjacente é de importância primordial. Uma preocupação especial na reconstrução oral e maxilofacial é a potencial exposição do tecido enxertado ao ambiente externo. As estruturas utilizadas para restaurar defeitos que envolvem os maxilares, as órbitas, o nariz e as orelhas estão potencialmente em contacto direto com a boca, os seios nasais (maxilares, etmoidais e frontais), as passagens nasais e o ambiente externo. Estas áreas são caracterizadas por um elevado teor de humidade, populações bacterianas significativas e cargas funcionais impostas por actividades fisiológicas como a mastigação. Para que as construções biológicas (ou seja, de engenharia de tecidos) sobrevivam nestas condições, o tecido de engenharia deve efetuar modificações para ter em conta os efeitos de diluição da humidade, a presença de organismos infecciosos e as cargas mecânicas. Por exemplo, quando se pretende a polimerização in vivo de materiais, a presença de fluido deve ser considerada. Em alternativa, podem ser utilizadas construções pré-formadas. A colonização de construções com uma população mista de bactérias aeróbias e anaeróbias é esperada em reconstruções que envolvam estruturas orais, nasais e relacionadas com os seios nasais. As construções porosas, capazes de albergar organismos potencialmente patológicos, podem ser modificadas para reduzir a fixação ou replicação bacteriana até que o tecido de revestimento se desenvolva sobre o implante, formando uma barreira ao ambiente externo.

Para além dos locais de feridas contaminadas, as construções de tecidos podem ser expostas a cargas mecânicas complicadas antes de a anisotropia ser restaurada com a regeneração do tecido biológico. Tanto a mandíbula como as articulações temporomandibulares estão sujeitas a uma combinação de cargas de compressão, cisalhamento e tração, dependendo do tipo e grau de função.

Outra caraterística especial da região maxilofacial é o número de tipos de tecidos numa região relativamente pequena. Como resultado desta proximidade, os eventos traumáticos, patológicos e de desenvolvimento conduzem frequentemente à criação de defeitos compostos que requerem a reconstrução de múltiplos tipos de tecidos. Isto resulta num desafio especial, não só para criar tecidos compostos, mas também para fixar as várias construções umas às outras na sua relação anatómica normal. A simetria facial é uma consideração importante na reconstrução oral e maxilofacial. Uma vez que a maioria das estruturas são emparelhadas ou contíguas (por exemplo, as órbitas, os zigomas, os maxilares esquerdo e direito e a mandíbula), a reprodução exacta da forma externa é um aspeto importante para preservar a estética facial. A escassez de tecido mole sobrejacente como camuflagem contribui para a natureza exigente da reconstrução oral e maxilofacial, e estes requisitos impõem aos métodos de engenharia de tecidos a capacidade de compor e manter uma morfologia precisa. O advento de novas técnicas de imagiologia tridimensional com a capacidade de produzir modelos esqueléticos estereolitográficos que espelham tanto a anatomia normal como o defeito é uma ferramenta adjuvante valiosa (Figura-17). Estes modelos ajudam no fabrico de estruturas de suporte para a reconstrução do tecido em falta.

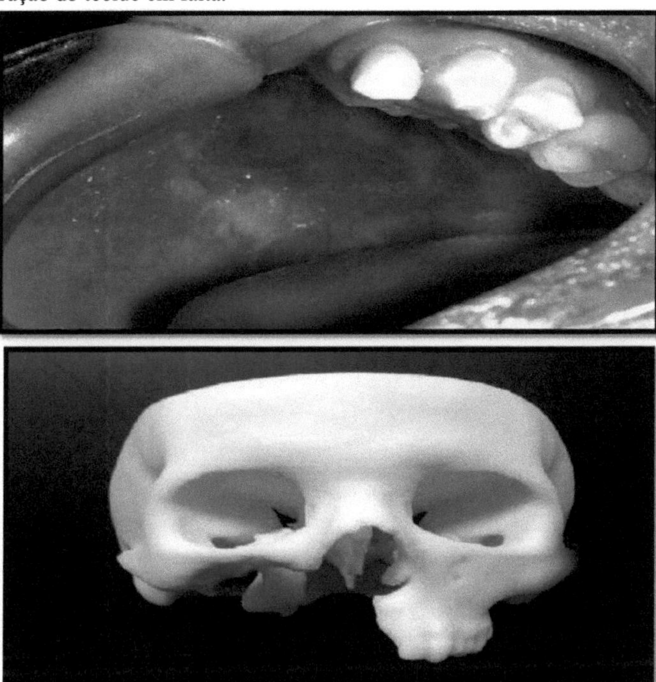

A Figura-17 mostra o **(A)** Paciente após uma maxilectomia direita para remoção de uma neoplasia odontogénica benigna. O defeito foi preenchido com tecido fibroso estimulado por enxerto de matriz dérmica alogénica no local. **(B)** Modelo estereolitográfico do mesmo paciente, demonstrando a extensão do defeito do tecido duro maxilar.

Defeitos mandibulares

A reconstrução do maxilar inferior é indicada após a remoção de tecido durante a excisão cirúrgica de uma lesão patológica ou após a perda de tecido devido a uma lesão traumática. Quando está presente uma doença maligna, não só é necessária uma remoção mais radical do tecido, como a radioterapia pós-operatória compromete de forma duradoura tanto a celularidade como a vascularização do tecido remanescente. Os efeitos da explosão de ferimentos provocados por mísseis também podem produzir lesões compostas significativas, com perda de tecidos moles ósseos e diminuição da vascularização do leito tecidular. Duas técnicas são normalmente utilizadas para a reconstrução de defeitos mandibulares. Os enxertos vascularizados são indicados quando a vascularização do leito tecidual está comprometida por radiação ou cicatrização excessiva. Eles também são valiosos quando há a necessidade de substituir tecidos duros e moles ao mesmo tempo (Hidalgo,1994). Os defeitos de tecidos duros e moles também podem ser reconstruídos utilizando enxertos não vascularizados, mas o seu sucesso depende de um leito de tecido adequadamente vascularizado para suportar a sobrevivência das células transplantadas antes de se estabelecer um novo fornecimento.

Como estruturas compostas, os enxertos vascularizados podem conter apenas tecido mole (músculo, tecido subcutâneo com ou sem epitélio) ou incluir componentes de tecido duro e mole (osso e tecido mole). Uma vez que o fornecimento vascular ao osso está contido num manguito periósseo de tecido muscular e fibroso, não é possível transplantar apenas osso. O tecido adicional transferido para o local de um defeito ósseo produz frequentemente um enxerto volumoso. Embora este possa ser facilmente excisado assim que uma nova rede vascular é estabelecida, é necessário um segundo procedimento efectuado vários meses após o transplante inicial. Outra limitação potencial ao uso de enxertos ósseos vascularizados para a reconstrução de defeitos mandibulares é a quantidade de osso disponível, uma vez que as dimensões do enxerto são determinadas pela morfologia do local doador e não pelo tamanho do defeito (Figura 18).

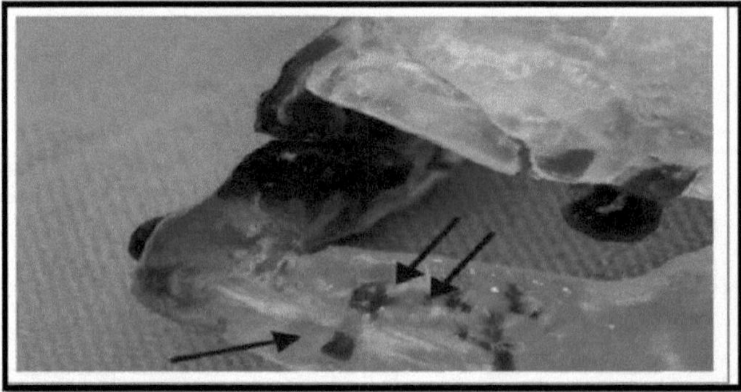

A Figura 18 mostra o modelo estereolitográfico que ilustra um defeito segmentar reconstruído com um enxerto de fíbula vascularizado (seta única). A restauração da altura mandibular adequada foi conseguida com a adição de um enxerto de bloco de ílio não vascularizado (setas duplas).

Foram descritas técnicas especiais, como osteotomizar o enxerto e dobrá-lo sobre si mesmo, mas isso pode comprometer o fornecimento de sangue ao enxerto. Os enxertos vascularizados são colhidos de um número limitado de locais anatómicos caracterizados por um sistema de drenagem venosa com fornecimento arterial dominante. Além disso, a colheita em bloco do enxerto não deve comprometer a função do local doador ou o suprimento vascular e neural das estruturas distais à colheita. Os locais doadores comumente usados que atendem a esses requisitos incluem a fíbula, o ílio, a escápula e o rádio distal. Os enxertos vascularizados transplantados para defeitos mandibulares são anastomosados a vasos patentes adjacentes à mandíbula, tais como as artérias e veias faciais, linguais ou da tiroide superior. Esta abordagem reconstrutiva é altamente sensível à técnica; e, embora os cirurgiões microvasculares experientes obtenham resultados bem sucedidos em mais de 90% dos casos, os cirurgiões menos experientes ou os doentes com doença vascular subjacente (por exemplo, diabetes) têm menos sucesso.

Os defeitos mandibulares também podem ser reconstruídos utilizando transplantes não vascularizados de osso autólogo de vários locais. O sucesso dos enxertos ósseos depende de uma celularidade adequada e de um leito recetor suficientemente celular e vascular. Quando o leito de tecido mole é deficiente ou não possui um suprimento sanguíneo decente, a adição de tecido mole bem vascularizado é obtida pela rotação de um retalho muscular (com ou sem pele) no defeito mandibular. Os retalhos do peitoral maior, do grande dorsal e deltopeitoral foram todos descritos para

este fim. A reconstrução óssea é adiada por um período de três a seis meses até que o retalho de tecido mole esteja cicatrizado.
Em doentes cujo tecido mole é adequado mas avascular em resultado da radioterapia, a oxigenoterapia hiperbárica pode melhorar a qualidade do fornecimento vascular num curso de tratamentos que dura entre quatro e seis semanas, em que as exposições repetidas ao ar ambiente pressurizado promovem a angiogénese do tecido. Este processo acrescenta tempo e custos consideráveis ao processo de reconstrução, mas demonstrou ser eficaz na melhoria da qualidade do leito recetor. Uma vez que o tecido mole num defeito mandibular tenha sido optimizado em termos de quantidade, celularidade e vascularização, o osso autólogo é transferido de um local doador e moldado para se ajustar às dimensões do defeito. O enxerto ósseo pode ser retido com parafusos fixados a uma placa óssea rígida ou mantido em posição com a ajuda de berços feitos de osso alogénico processado ou de materiais aloplásticos. Dependendo do tamanho do defeito, o osso pode ser colhido do ilíaco anterior (adequado para defeitos até 4 cm de comprimento), do ilíaco posterior (defeitos até 8 cm de comprimento), da tíbia ou da sínfise mandibular e dos ramos (defeitos com menos de 2 cm de comprimento). Os enxertos não vascularizados, especialmente os combinados com osso alogénico, são susceptíveis de infeção, particularmente após exposição ao ambiente intra-oral. Quando um enxerto não vascularizado é colonizado por organismos, muitas vezes ocorre infeção, e o enxerto não sobrevive ou não se integra ao osso hospedeiro. Para além do potencial de infeção, os enxertos não vascularizados são menos sensíveis à técnica, permitem a reconstrução completa de um defeito através da personalização do volume de osso colhido e estão associados a uma menor morbilidade da zona dadora.

DEFEITOS MAXILARES

Os defeitos do maxilar superior representam desafios reconstrutivos difíceis, sob várias perspectivas, mas devem ser realizados para preservar a fala, impedir a saída de alimentos e líquidos durante a alimentação e manter a estética. Ao contrário da mandíbula, que está relacionada apenas com a cavidade oral, a maxila é limitada inferiormente pela boca e superiormente pela cavidade nasal e seios maxilares. Mesmo quando presente, o fino epitélio de revestimento não proporciona um leito celular ou vascular suficiente para suportar o transplante de quantidades suficientes de osso não vascularizado, e o potencial de exposição do enxerto aos ambientes oral e nasal é elevado. As cicatrizes pós-operatórias ou pós-traumáticas reduzem ainda mais o envelope tecidual, complicando ainda mais os esforços reconstrutivos. Foram descritas reconstruções por etapas, envolvendo a transferência inicial de tecido mole vascularizado com um retalho pediculado, como o músculo temporal ou o retalho temporoparietal, seguida pela adição de osso vários meses depois. Como alternativa, foram utilizados retalhos vascularizados devido à sua capacidade de transferir tecidos duros e moles ao mesmo tempo. No entanto, os tecidos moles e o pedículo vascular que os acompanham podem não ser acomodados pelas dimensões mais pequenas de um defeito maxilar, o que tem limitado a sua utilização a reconstruções hemi ou totais do maxilar. A transferência simultânea de uma grande quantidade de tecido mole sobrejacente também resulta num período de recuperação pós-operatória de vários meses, em que o retalho pode impedir o fecho da boca e comprometer a alimentação.
Como resultado destes desafios, os aparelhos protéticos tornaram-se o método mais comummente utilizado para reconstruir defeitos maxilares. Estes dispositivos incorporam dentes e uma base ajustada para separar a boca do defeito superior. É possível obter um excelente restabelecimento da estética e da função, mas o facto de estes dispositivos não serem fixados permanentemente no local e, de facto, exigirem a remoção e limpeza diárias reduz a sua aceitação pelos pacientes. Além disso,

são necessários ajustamentos periódicos para ter em conta a remodelação do leito tecidular subjacente.
A reconstrução de fendas alveolares maxilares é uma exceção à utilização de aparelhos protéticos como técnica de reconstrução primária, apesar de poderem ser utilizados de forma muito eficaz para restaurar dentes em falta no local da fenda ou obturar uma comunicação oral-nasal. Quando os dentes estão presentes num local de fissura, o fornecimento de osso é essencial para a erupção e suporte. O enxerto alveolar é, portanto, programado de acordo com a presença e o estágio de desenvolvimento dos dentes adjacentes e é geralmente realizado entre as idades de 8 e 11 anos. O procedimento envolve o desenvolvimento de retalhos de tecido mole para isolar a boca da cavidade nasal e a colocação de osso autógeno entre os segmentos da fenda para restaurar a continuidade maxilar. A perda do enxerto por infeção, vascularização insuficiente ou falta de estímulo funcional não é uma ocorrência infrequente, e existem oportunidades para alternativas de engenharia de tecidos. Isso seria especialmente verdadeiro se as novas intervenções minimizassem a extensão da cirurgia, uma vez que a cicatrização pós-cirúrgica tem sido associada à restrição do crescimento e desenvolvimento da maxila.

CAPÍTULO 9

ESTRATÉGIAS RELEVANTES NA ENGENHARIA DE TECIDOS ORAIS E MAXILOFACIAIS

Devido à oferta limitada e às deficiências inerentes a vários materiais autógenos, alogénicos e protéticos atualmente utilizados para a reconstrução de tecidos orais e maxilofaciais, o potencial dos biomateriais de engenharia de tecidos como alternativas está a ser seriamente investigado, com a esperança de que daí resultem terapias significativamente melhoradas. Embora esteja atualmente a ser desenvolvido um número diversificado de estratégias, os princípios fundamentais da engenharia de tecidos (ET) permanecem os mesmos. Estes incluem a consideração das propriedades biológicas e mecânicas do material de suporte e as suas interações com moléculas bioactivas relevantes e populações de células.

Embora existam vários tipos de tecidos na região oral e maxilofacial, a investigação em ET neste domínio tem-se centrado principalmente na regeneração de tecidos únicos: o esqueleto ósseo craniofacial, o epitélio de revestimento, as cartilagens da articulação temporomandibular, o pavilhão auricular e o nariz, e os dentes e o tecido periodontal circundante.

APLICAÇÕES ÓSSEAS

Uma construção óssea biodegradável ideal de TE deve combinar a biocompatibilidade e o potencial osteoindutor do osso autólogo com a disponibilidade e as caraterísticas estruturais do osso alogénico. Outras considerações relativas à conceção do andaime incluem a porosidade, a interconectividade dos poros, a química da superfície e a capacidade de reproduzir defeitos tridimensionais complexos. Os suportes são responsáveis pela integridade mecânica inicial de uma construção e fornecem uma área de superfície para a fixação de células. Foram testados vários materiais de suporte biocompatíveis utilizando modelos **in vivo** para osso craniofacial. Foram experimentados materiais de origem natural (por exemplo, colagénio, quitosano, alginato, gelatina, ácido hialurónico), polímeros sintéticos [por exemplo, poli(ácido lático), poli(ácido glicólico**), poli(fumarato de propileno),** poli(E-caprolactona)], metais (por exemplo, malha de titânio) e cerâmica de fosfato de cálcio.

Estes materiais são normalmente processados como estruturas porosas ou hidrogéis que orientam a morfologia do tecido regenerado, permitem o crescimento do tecido e controlam a libertação de moléculas bioactivas, tais como factores de crescimento e ácidos nucleicos. As moléculas bioactivas, incorporadas no suporte a partir da própria ferida, contribuem significativamente para o potencial osteoindutor da construção óssea de ET. Outras abordagens à engenharia de tecidos utilizam novos biomateriais capazes de serem implantados através de cirurgia minimamente invasiva, utilizando a fotopolimerização transcutânea para obter a forma final do andaime).

Neste estudo, foi demonstrada a viabilidade dos osteoblastos num suporte de dimetacrilato de poli(óxido de etileno) fotopolimerizado. No entanto, as experiências correspondentes que utilizaram células do disco da ATM encapsuladas em alginato revelaram uma diminuição significativa do número de células, sem produção de ECM em qualquer momento, sugerindo que as células do disco da ATM podem não sobreviver a um ambiente encapsulado.

Os factores de crescimento actuam como mediadores do crescimento e diferenciação celular durante a regeneração dos tecidos e desempenham um papel importante na síntese da matriz extracelular. Utilizados como proteínas recombinantes em estratégias de TE, os factores de crescimento requerem uma população local de células-alvo capazes de produzir a resposta desejada. Esta população de células pode estar naturalmente presente no local da ferida ou ser adicionada ao suporte no momento do fabrico, antes da implantação. Os factores que têm sido utilizados para a regeneração do osso craniofacial **in vivo** incluem as proteínas morfogenéticas ósseas (BMPs), o fator de crescimento transformador beta (TGF-P) e os factores de crescimento **de fibroblastos** (FGFs); factores de crescimento semelhantes à insulina (IGFs) e fator de crescimento derivado de plaquetas (PDGF) A maior parte da experiência relativa à utilização de factores de crescimento para a reparação óssea envolveu as BMPs e esta popularidade foi alargada a investigações clínicas utilizando a BMP-2 humana recombinante (rhBMP-2) para o aumento do rebordo alveolar, aumento do pavimento do seio maxilar, reconstrução mandibular após ressecção de tumores e reparação de fendas alveolares assistida por distração. O efeito da combinação de BMP-2 humana recombinante com um substituto ósseo xenogénico para melhorar a terapia de regeneração óssea guiada por membrana de defeitos ósseos em áreas de colocação de implantes dentários. Embora não tenha havido uma diferença estatisticamente significativa na percentagem de osso recém-formado no local tratado com rhBMP-2 em comparação com o local de controlo aos seis meses, uma maior fração de osso lamelar maduro (76% vs. 56%), bem como um maior contacto entre o enxerto e o osso (57% vs. 29,5%) estavam presentes nos locais experimentais.

Além disso, foi concluído um estudo controlado e aleatório de fase II que investigou a segurança e a eficácia da rhBMP-2 combinada com uma esponja de colagénio absorvível (ACS) versus enxerto ósseo para o aumento faseado do pavimento do seio maxilar. Concluiu-se que a rhBMP-2 tinha um perfil de segurança semelhante ao do enxerto ósseo, com a vantagem adicional de não ter morbilidade no local do dador. Para além disso, o tratamento com rhBMP-2/ACS induziu quantidades de osso semelhantes às do grupo de enxerto ósseo, permitindo a colocação e carga funcional a longo prazo de implantes dentários em aproximadamente 75-80% dos pacientes tratados.

A utilização clínica da rhBMP-2 para regenerar defeitos ósseos muito maiores também foi relatada na literatura. A utilização de "osteogénese in situ assistida por distração" (DISO) para tratar uma fenda facial grave, na qual a implantação de rhBMP-2/ACS foi combinada com osteogénese de distração para criar o ramo e o côndilo do doente como parte da reconstrução cirúrgica.

Uma aplicação igualmente espetacular da rhBMP-7 foi descrita para a reconstrução de um defeito de continuidade mandibular de 7 cm num paciente que tinha sido submetido a uma cirurgia ablativa do tumor e subsequente tratamento com radiação. Foi utilizada uma técnica de pré-fabricação de retalho músculo-ósseo, em que a tomografia computorizada e as técnicas de desenho assistido por computador foram utilizadas para fabricar uma gaiola de malha de titânio personalizada, replicando os contornos da mandíbula em falta. Dentro desta gaiola, foi colocada uma combinação de blocos de minerais ósseos xenogénicos revestidos com rhBMP-7 e medula óssea autóloga, antes da implantação de toda a construção no músculo latissimus dorsi do paciente. Após sete semanas de implantação neste "biorreactor in vivo", o substituto mandibular viável foi retirado do paciente, juntamente com parte do músculo que continha uma artéria e uma veia principais, que foram posteriormente anastomosadas com vasos no local recetor utilizando técnicas microcirúrgicas. Quatro semanas após esta cirurgia de transplante, o paciente pôde efetuar uma pequena mastigação e saborear alimentos mais sólidos.

Uma desvantagem significativa das estratégias de factores de crescimento na engenharia de tecidos é a escassez de factores de origem natural isolados de tecidos biológicos. Esta deficiência foi colmatada com o desenvolvimento de técnicas para produzir proteínas biologicamente activas utilizando técnicas de engenharia recombinante.

Em comparação com os modelos animais, a regeneração óssea nos seres humanos não parece ser tão robusta. Para ultrapassar esta recalcitrância da espécie, parece ser necessária a administração de factores em concentrações superiores às que ocorrem naturalmente. A administração aumentada de

factores exógenos pode potencialmente estimular efeitos biológicos nocivos, como a transformação maligna das células, e também revelar-se demasiado dispendiosa quando comparada com técnicas alternativas de regeneração de tecidos.
As tentativas de colmatar as deficiências das estratégias baseadas em proteínas recombinantes estimularam a investigação sobre a utilização da entrega de genes para a engenharia de tecidos. Ao fornecer o gene para a expressão de uma proteína com efeitos específicos numa população de células alvo, as células transfectadas com sucesso elaborarão a proteína constitutivamente. Isto resulta em níveis mais elevados e mais constantes de produção de proteínas. No entanto, embora tenham sido utilizados vectores de entrega de genes virais e não virais para a regeneração óssea em modelos animais com defeitos cranianos, é necessário fazer compromissos com cada um deles. As construções adenovirais têm sido habitualmente utilizadas como vectores virais para transfectar tecidos craniofaciais e têm a vantagem de transfectar eficazmente tanto células replicantes como quiescentes. Além disso, os adenovírus são facilmente manipulados e podem ser produzidos em títulos elevados, podendo ser inseridas neles grandes quantidades de informação genética. No entanto, as preocupações relacionadas com os vectores virais incluem a recombinação homóloga in vivo e a possibilidade de uma resposta imunitária devido à expressão de antigénios virais nas superfícies das células transfectadas. Estas preocupações levaram ao desenvolvimento de agentes vectoriais não virais. Embora existam numerosos sistemas de entrega de genes não virais, um problema comum é a sua baixa eficiência de transferência in vivo. No entanto, esses sistemas são capazes de fornecer genes muito maiores com uma imunogenicidade mínima. Uma modalidade promissora de entrega de genes não virais para aplicações craniofaciais é a utilização de lipossomas catiónicos, que foram utilizados para regenerar defeitos ósseos cranianos em coelhos através da entrega de cDNA plasmídeo de BMP-2. A baixa eficiência de transfecção do ADN plasmídico nu e não condensado também foi abordada através da utilização do macrómero catiónico poli(etileno imina), que foi utilizado para condensar o ADN plasmídico da BMP-4 e entregá-lo de forma sustentada e localizada a partir de estruturas de poli(ácido lático-co-glicólico) em defeitos cranianos de tamanho crítico[104] .
A transfecção de genes pode ter lugar diretamente no local do defeito, libertando o vetor de entrega in vivo a partir do andaime de TE. Também foram descritos métodos de administração indireta utilizando uma população de células-alvo colhidas do doente, efectuando a transfecção in vitro das células e reimplantando depois as células transfectadas no defeito juntamente com o material de suporte do TE. Embora a técnica direta possa ser mais simples, tem uma eficiência de transfecção inferior e visa as células de uma forma não específica.
A abordagem indireta ex vivo, por outro lado, requer procedimentos adicionais de colheita e cultura, mas evita os riscos associados à colocação de vectores virais diretamente no doente e à perturbação do genoma do hospedeiro. As células transfectadas ex vivo não são imunologicamente privilegiadas e podem ainda expressar antigénios virais na sua superfície, o que pode levar a uma resposta do hospedeiro após a implantação.
As abordagens alternativas de TE para a reconstrução craniofacial empregam scaffolds semeados de células como implantes. As células estaminais mesenquimais (MSCs) derivadas de adultos mantêm a capacidade de formar vários dos tecidos presentes na região craniofacial, incluindo osso, cartilagem, músculo, tendão e tecido adiposo, o que as torna candidatas ideais para a sementeira de construções de ET ósseas. No entanto, a relativa escassez de MSCs derivadas da medula óssea adulta (1 por 100.000 células em adultos, 1 por 2 milhões de células em idosos) requer uma expansão significativa do número de células in vitro antes da sua utilização em estruturas de ET semeadas com células. As MSCs autólogas, expandidas em cultura, foram utilizadas em combinação com hidrogéis de alginato para o tratamento de grandes defeitos ósseos cranianos em ovelhas A produção de osteoblastos foi

promovida através da cultura de MSCs em biorreactores de perfusão em fluxo. Esta técnica utiliza o potencial osteoindutor inerente para elaborar uma matriz extracelular semelhante à do osso e tensões de cisalhamento sinérgicas para aumentar a diferenciação das MSCs em direção a um fenótipo osteoblástico. Para além dos componentes biológicos das construções de engenharia de tecidos, as propriedades do suporte são também extremamente importantes para o sucesso global de qualquer estratégia específica. Um equívoco comum é que os suportes de ET óssea para aplicações craniofaciais não requerem uma resistência substancial, uma vez que o esqueleto craniofacial não está sujeito a cargas pesadas. No entanto, estudos in vivo demonstram que muitos ossos craniofaciais são submetidos a níveis de tensão semelhantes aos experimentados pelo esqueleto apendicular, o que justifica a necessidade de resistência mecânica dos potenciais suportes de TE ósseo. A conceção ideal de um andaime deve, por conseguinte, conciliar a necessidade de uma elevada porosidade e interconectividade, que promova o crescimento do tecido e a degradabilidade do andaime, com a necessidade de resistência mecânica. Embora tenham sido realizados métodos computacionais para conceber e fabricar arquitecturas de andaimes para otimizar tanto a interconectividade dos poros como as caraterísticas de suporte de carga, as construções finais têm ainda de ser testadas em modelos animais para determinar a sua adequação a aplicações clínicas. As caraterísticas da superfície das estruturas de engenharia de tecidos ósseos também determinam a sua capacidade de regeneração de tecidos no ambiente de cicatrização de feridas. A química da superfície tem um efeito significativo nas interações entre as populações de células presentes no defeito e o biomaterial. Foi demonstrado que os polímeros sintéticos hidrofílicos, como o oligo[poli(etilenoglicol) fumarato] (OPF), impedem a cicatrização óssea em alvéolos de extração, em comparação com o polímero hidrofóbico poli(propilenofumarato), com base na prevenção da adsorção de proteínas pelo macrómero OPF e, consequentemente, da adesão celular, a resistência dos hidrogéis OPF à adesão celular generalizada tem sido utilizada com vantagem no fabrico de suportes biomiméticos, capazes de incentivar seletivamente a migração de osteoblastos in vitro através da adição de péptidos de ligação específicos às suas superfícies, como o péptido derivado da osteopontina

CAPÍTULO 10

Aplicações de cartilagem[103]

Em comparação com o osso, tem-se trabalhado muito menos na engenharia de tecidos da cartilagem na região craniofacial. Este facto pode ser atribuído, em parte, aos papéis díspares que a cartilagem desempenha em diferentes locais. Por exemplo, um disco da ATM com engenharia de tecidos tem de ser capaz de se mover em associação com a articulação, melhorando a congruência entre as superfícies articulares, enquanto as cartilagens do pavilhão auricular e do nariz fornecem suporte esquelético ao tecido mole sobrejacente. Embora a expansão in vitro e a sementeira de condrócitos colhidos em suportes de polímeros degradáveis sejam capazes de produzir cartilagem após a implantação em modelos animais imunocompetentes, a experiência clínica tem sido algo dececionante, com a reabsorção da cartilagem auricular de engenharia de tecidos após vários meses. Até à data, os implantes de engenharia ainda não atingiram o aspeto estético e a estabilidade dos dispositivos protéticos maxilofaciais à base de silicone.

Em contraste com os esforços de reconstrução nasal e auricular, as construções de cartilagem com engenharia de tecidos têm tido maior sucesso em aplicações ortopédicas quando utilizadas para regenerar defeitos osteocondrais nas superfícies articulares. Acredita-se que esta diferença resulte das propriedades relativamente privilegiadas em termos de imunidade do ambiente da articulação sinovial.

A substituição da fibrocartilagem para restaurar as superfícies articulares ou o disco interposicional das ATMs constitui um desafio especial, incluindo a identificação de uma fonte adequada de fibrocondrócitos saudáveis. Até à data, as células mais utilizadas têm sido derivadas do próprio disco ou da cartilagem articular.

Para criar um número suficiente de células para povoar uma construção, são necessárias várias passagens. Infelizmente, verificou-se que os condrócitos se desdiferenciam num fenótipo mais fibroblástico após apenas um par de passagens, e as células de passagens posteriores também apresentam uma diminuição da expressão da proteína da matriz extracelular (ECM). Por conseguinte, antes de a engenharia do disco da ATM se tornar uma técnica viável, é necessário identificar primeiro uma fonte de células que possa produzir uma grande população de células do disco da ATM ou uma população de células que preencha rapidamente um suporte.

O estudo mais antigo de engenharia de tecidos dirigido à reconstrução do disco da ATM utilizou uma estrutura de colagénio poroso semeada com células de cartilagem articular. Após duas semanas, a construção parecia semelhante a um disco no que respeita à morfologia grosseira e à forma das células. Esforços posteriores testaram fibras de poli(ácido glicólico) (PGA) e poli(ácido lático) (PLA) e concluíram que ambos os materiais eram capazes de suportar a fixação de células e a produção de matriz e apresentavam propriedades mecânicas aceitáveis após 12 semanas. Outro estudo, que comparou PGA, filamentos de poliamida, filamentos de politetrafluoroetileno expandido (ePTFE) e blocos de osso, demonstrou a fixação de células e a produção limitada de colagénio, mas não se observou neocondrogénese após quatro e oito semanas. Embora o PGA seja um substrato de andaime aceitável, o material degrada-se muito rapidamente, deixando as construções com integridade mecânica limitada após apenas algumas semanas.

Como alternativa, foi experimentada uma malha não tecida de PLA, e os resultados iniciais são promissores, com retenção da integridade à tração e à compressão numa escala de tempo semelhante. As investigações in vivo de discos da ATM com engenharia de tecidos implantados são limitadas, embora tenham sido efectuados testes mecânicos, histológicos e bioquímicos exaustivos como passo preliminar para caraterizar o comportamento do disco natural e das construções fabricadas in vitro.

Também existem variações entre as superfícies superior e inferior do disco, com as regiões inferomedial e superoanterior a demonstrarem maior rigidez. A apreciação das caraterísticas regionais do disco torna-se importante quando são considerados os padrões de carga dinâmica da articulação durante a função.

As tentativas de correlacionar este comportamento com a distribuição dos glicosaminoglicanos ao longo do disco não foram uniformemente bem sucedidas, e outros factores, como o tamanho e a orientação das fibras de colagénio, podem desempenhar um papel mais importante na afetação das propriedades do material.

Vários estudos têm demonstrado o potencial dos factores de crescimento para a engenharia de tecidos da cartilagem da ATM. Este potencial foi observado pela primeira vez numa experiência que comparou os efeitos do fator de crescimento transformador-β1 (TGF-β1) com a prostaglandina E2 (PGE2) em células do disco da ATM bovina em monocamada.

O TGF-β1 aumentou a proliferação celular 2,5 vezes, enquanto a PGE2 não teve qualquer efeito significativo). Os efeitos do fator de crescimento derivado das plaquetas (PDGF), do fator de crescimento semelhante à insulina (IGF) e do fator de crescimento básico dos fibroblastos (bFGF) também foram testados, utilizando culturas em monocamada de células do disco da ATM porcina. Os resultados desses estudos sugerem que concentrações mais baixas favorecem a biossíntese, enquanto concentrações mais altas favorecem a proliferação. Os factores de crescimento mais benéficos parecem ser o IGF-I e o bFGF, ambos produzindo aumentos significativos na síntese de colagénio e na proliferação celular. Uma vez que o tecido nativo está exposto a uma variedade de factores de crescimento, é provável que as estratégias de combinação sejam mais benéficas do que a terapia com um único fator. Para explorar esta hipótese, o IGF-I e o bFGF em baixa concentração foram combinados com o bFGF e o TGF-β1. **Este cocktail** demonstrou com sucesso o aumento da produção de colagénio quando aplicado a células do disco da ATM porcina semeadas em estruturas de PGA. No entanto, embora as construções expostas a combinações de factores de crescimento tenham melhorado a integridade estrutural e a celularidade geral, não foi demonstrada uma melhoria estatisticamente significativa nas propriedades bioquímicas ou mecânicas.

Embora os factores de crescimento tenham recebido a maior atenção, é provável que a estimulação bioquímica positiva também provenha das condições de cultura e das interações celulares. Foi demonstrado que uma concentração de ácido ascórbico de 25 μg/mL produz construções com maior teor de colagénio total e maior módulo agregado em relação a concentrações de 0 μg/mL ou 50 μg/mL (Bean et al., 2005). Isto foi provavelmente associado a uma melhor sementeira observada para os constructos cultivados em 25 μg/mL de ácido ascórbico. A sementeira inicial de células é outra consideração importante em qualquer construção de engenharia de tecidos, devido às interações e à sinalização entre células. Foi demonstrado que os andaimes de PGA semeados na saturação aumentaram a celularidade e o conteúdo de ECM em relação aos andaimes semeados abaixo da saturação O disco nativo da ATM é submetido a compressão, tensão e cisalhamento significativos. Embora as células proliferem e produzam ECM em cultura estática, podem ser necessários estímulos mecânicos para produzir uma construção ideal de engenharia de tecidos. Uma variedade de estímulos mecânicos pode ser benéfica, incluindo compressão, tensão, pressão hidrostática e tensão de cisalhamento de fluidos. Foi publicada uma extensa revisão dos bioreactores mecânicos que têm sido utilizados na engenharia de tecidos cartilaginosos.

Três estudos recentes investigaram os efeitos da estimulação mecânica em construções de discos da ATM. Um ambiente de fluido de baixo cisalhamento através de um bioreactor de parede rotativa criou construções com uma matriz densa e composição celular; no entanto, quando o conteúdo bioquímico destas construções foi comparado com o das que cresceram em cultura estática, não se observou qualquer benefício claro do bioreactor. Quando as células do disco foram expostas a pressão hidrostática em monocamadas ou em estruturas de PGA, a pressão hidrostática constante a 10 MPa aumentou a produção de colagénio em comparação com a cultura estática (Almarza e Athanasiou, 2006a). Em contraste, a pressão hidrostática intermitente de 0 a 10 MPa com uma frequência de 1 Hz foi prejudicial para as construções, produzindo menos colagénio e GAGs do que os controlos sem carga. Estes resultados foram consistentes tanto em culturas bidimensionais como tridimensionais. Noutro estudo recente, a tensão de tração dinâmica reduziu significativamente a regulação positiva da metaloproteinase da matriz induzida pela interleucina 10. Isto pode ter implicações em futuros estudos de engenharia de tecidos, uma vez que as MMP desempenham um papel importante na degradação e remodelação da MEC.

Aplicações em tecidos compósitos[103]

O sucesso da regeneração de tipos de tecidos únicos, como o osso e a cartilagem, incentivou os investigadores a tentar reconstruir estruturas compostas por vários tipos de tecidos. Essas estruturas anatómicas podem existir como compostos de tecidos duros e moles, que diferem na sua composição celular e propriedades mecânicas, mas que funcionam como uma única unidade funcional (Rahaman e Mao, 2005) .[31] O côndilo da articulação temporomandibular é um exemplo de uma estrutura maxilofacial composta por cartilagem articular e osso subcondral e constitui uma excelente oportunidade para a engenharia de tecidos osteocondrais compostos. Um estudo realizado por MSCs adultas da medula óssea, expandidas em cultura e induzidas a diferenciar-se em linhagens osteogénicas e condrogénicas separadas in vitro. As células resultantes foram depois encapsuladas em hidrogéis à base de poli(etilenoglicol) e as soluções de células e polímeros foram reticuladas num molde que proporcionou a organização estratificada correta das camadas osteogénica e condrogénica. Finalmente, as construções osteocondrais foram implantadas no dorso de ratinhos imunodeficientes durante um período máximo de oito semanas. As análises histológicas e imunohistológicas revelaram diferenças estruturais e imunohistoquímicas entre as camadas osteogénica e condrogénica, o que serviu como uma prova de conceito primitiva do potencial para construções de engenharia de tecidos compósitos na região craniofacial.

FUTURO DA ENGENHARIA DOS TECIDOS ORAIS E MAXILOFACIAIS

Embora tenham sido feitos progressos significativos no sentido da nossa capacidade de fabricar tecidos em laboratório para a reconstrução de defeitos no esqueleto oral e maxilofacial, continuam a existir desafios consideráveis antes de estas técnicas serem adoptadas como uma modalidade clínica viável. Algumas das questões prendem-se com a própria engenharia de tecidos, tais como a capacidade de identificar e colher uma população adequada de células capazes de desempenhar as funções do tecido pretendido, apoiando a diferenciação e reprodução celular através de níveis fisiológicos de factores de crescimento e fixação, a promoção da vasculogénese e o desenvolvimento de matrizes que cumpram os requisitos físicos de um local esquelético. Uma vez que muitas das estruturas da região oral e maxilofacial são compostas por múltiplos tipos de tecidos, a capacidade de A utilização de estruturas compostas de engenharia também é importante, assim como a consideração do ambiente único ao qual as construções de engenharia de tecidos estão expostas. Mesmo que estas exigências sejam satisfeitas, devem ser considerados outros factores antes de o tecido TE poder ser adotado como parte do armamento de um cirurgião reconstrutivo.

As técnicas reconstrutivas existentes baseavam-se originalmente em preocupações macroscópicas para restaurar a forma e o tamanho de uma estrutura em falta. Uma vez que a TE se baseia essencialmente em células, é necessário obter primeiro uma apreciação microscópica da função de um determinado tipo de tecido. Atualmente, a caraterização da função e da degradação patológica de muitas das estruturas da região oral e maxilofacial é, infelizmente, deficiente. Por outras palavras, antes de se poder conceber adequadamente o substituto de uma estrutura, é necessário compreender melhor a função e o ambiente local. Isto é particularmente verdade no caso de defeitos produzidos por processos patológicos contínuos, em que a correção da condição deve preceder a substituição por outro substrato biológico. O futuro da ET oral e maxilofacial está, portanto, nas mãos de uma estreita colaboração entre engenheiros e clínicos.

A MECANOBIOLOGIA E A HIPÓTESE PERI-ORTODÔNTICA: A OTE COMO BIOLOGIA MOLECULAR APLICADA

Um aspeto da ortodontia "a nível celular" que merece maior consideração nos currículos de ortodontia é a mecanobiologia. Esta é uma ciência relativamente nova que investiga os efeitos da força exógena reflectida nas células e dentro delas. Uma boa educação em estereoquímica e na bioquímica única da OTE é extremamente útil na compreensão dos resultados clínicos. Este é o tipo de química que define essencialmente a biologia das células submetidas a stress ortopédico e a razão pela qual os requisitos educacionais pré-doutorais exigem uma proficiência significativa em química e física. São estas disciplinas que formam a base concetual da ciência mecanobiológica.

O conceito de modificação fenotípica induzida, introduzido em 2006, reconhece as explicações tradicionais que demonstram o comportamento ortodôntico dos tecidos no ligamento periodontal. Mas os conceitos mais recentes vão além do ligamento para defender as teorias da dinâmica celular subperiosteal como um determinante da estabilidade do tratamento. O modelo original de hialinização do ligamento periodontal esteve sempre em desacordo com o modelo médico ortopédico, e as duas visões divergentes só recentemente se reconciliaram. No entanto, o chamado "modelo de pressão-tensão" dominou tanto a visão do mundo da prática privada como os currículos de muitas instituições académicas durante muitas décadas, apesar do facto de ter tido origem por volta de 19011911.

O novo modelo, "osteogénese de aposição", é um fenómeno subperiosteal compensatório que não foi muito reconhecido até Ilizarov popularizar a osteogénese de distração. Ironicamente, uma referência indireta ao fenómeno é, na verdade, anterior aos dados de Ilizarov em quase um século. Uma observação de Farrer (1888), do século XIX, refere que os ajustes biomecânicos ortodônticos podem dobrar o osso alveolar na sua totalidade. Este conceito de "osso inteiro" foi aludido por Melsen e outros. Parece que a flexão de todo o alvéolo ósseo resulta em compressão por cisalhamento que afecta os citoesqueletos das células subperiosteais, provoca perturbações no fluido dos canalículos e, a nível celular, transporta a tensão para alterações bioquímicas e comportamentais no citoplasma das células estaminais. A nova tese, denominada "Hipótese Peri-Ortodôntica", procura explicar os efeitos do PAOO/AOO e mesmo de algumas terapias não-cirúrgicas com aparelhos, enquanto a "hipótese da pressão-tensão" tenta explicar tudo como um evento do ligamento periodontal (PDL) e falha. A hipótese peri-ortodôntica, com uma falsificação da hipótese da pressão-tensão, é mais desenvolvida noutro local da literatura. São os mecanismos fisiologicamente adaptativos no periósteo, e não o PDL, que efectuam uma reengenharia da forma do alvéolo para um fenótipo maior ou mais acomodatício. Cirurgicamente, qualquer fenótipo razoavelmente novo pode ser criado através de uma combinação de PAOO/AOO e ajustes ortodônticos frequentes.

Mas nem a cirurgia, por si só, nem a pressão ortodôntica, por si só, podem alcançar uma mudança permanente no alvéolo, ou assegurar uma estabilidade impressionante; ambas têm de ser orquestradas simultaneamente neste tipo de terapia com células estaminais. Felizmente, não há necessidade de nenhum ortodontista mudar seu estilo biomecânico favorito. Todos os protocolos biomecânicos funcionarão com PAOO/AOO, desde que as consultas de ajuste sejam marcadas a cada 2 semanas

para perpetuar o fenómeno de aceleração regional (RAP) e ativar as células estaminais.
Esta hipótese é biologicamente válida e a criação de um fenótipo de alvéolo mais flexível é possível, porque - ao nível celular - a cicatrização de feridas recapitula a ontogenia regional, ou seja, a função básica de uma célula estaminal no útero não é muito diferente da sua função numa ferida em cicatrização. Por outras palavras, a célula estaminal in situ responde simplesmente a perturbações epigenéticas locais e não "sabe" se está a residir num feto em desenvolvimento ou na ferida de cicatrização de um adulto maduro. Qualquer ferida de cicatrização do alvéolo, suplementada com MSCs, e sujeita a forças ortodônticas fisiológicas, cria um fenótipo que reflecte a sua singularidade.
A Figura-19 mostra a secção histológica (hematoxilina e eosina) que demonstra a osteogénese do local da cirurgia na Figura: (a) células de revestimento ósseo; (b) matriz desmineralizada acelular; (c) interface entre matriz óssea desmineralizada; e (d) nova formação óssea após 4 semanas. Fonte: www.universityexperts.com. Usado com permissão. perturbações epigenéticas que o ortodontista (ou engenheiro de tecidos) decide induzir. Reiterando, ao nível celular, uma célula estaminal responde apenas a estímulos químicos e físicos regionais (ambientais locais).

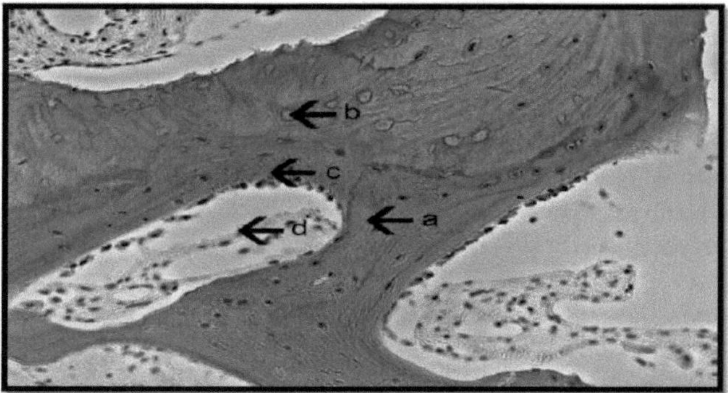

A Figura-19 mostra a secção histológica (hematoxilina e eosina) que demonstra a osteogénese do local da cirurgia: (a) células de revestimento ósseo; (b) matriz desmineralizada acelular; (c) interface entre matriz óssea desmineralizada; e (d) nova formação óssea após 4 semanas.

A nível clínico, isto tem um impacto direto nas questões de "apinhamento". As deficiências no comprimento da arcada (ALD) são muitas vezes fundamentais nos casos ortodônticos, mas as extracções fáceis de bicúspides - sempre um protocolo popular - implicam um risco desconhecido de causar uma "atrofia facial" (paragem do desenvolvimento) relativamente prematura. A ALD alterada pela extração de dentes sãos para acomodar um volume ósseo do alvéolo dito "deficiente", quando injudiciosa, só pode ser justificada por uma presunção (ultrapassada) de imutabilidade do alvéolo. Mas com a OTE, o contrário é verdadeiro. O ortodontista pode aumentar o alvéolo (o numerador da relação entre o comprimento da arcada e o tamanho do dente). Essa capacidade é, naturalmente, uma questão particularmente aguda quando se trata de adolescentes pré-púberes, porque a aparência facial pós-adolescente pode ser notoriamente imprevisível. Defendemos que esta falta de previsibilidade, por si só, pode justificar a OTE empregando a Aposta de Pascal; os dentes podem sempre ser extraídos mais tarde na vida, quando a proteção contra efeitos secundários perniciosos estiver mais assegurada. Algumas críticas a esse novo modelo heurístico têm sido apresentadas, mas a maioria é ilusória, pois carece de uma base biológica suficientemente abalizada e depende da didática intergeracional entre os artesãos clínicos para sua validação. Mas os desafios a vários paradigmas a nível clínico não são sem mérito; eles certamente têm precedentes na ciência, e na ortodontia em particular. No entanto, desde que as novas teorias tenham uma gravidade científica, elas são apropriadas. Ou seja, quando as novas ideias são algoritmicamente sólidas, apoiadas pela ciência biológica e logicamente consistentes, elas devem gozar de um apelo razoável por parte de colegas de mente aberta e ganhar um lugar legítimo no panteão do pensamento científico.

Portanto, embora rejeitando qualquer reivindicação de originalidade além de sua síntese elementar de dados anteriores, as evidências clínicas aqui apresentadas endossam um maior desenvolvimento da hipótese peri-ortodôntica. Ainda assim, com toda a modéstia, deve-se notar que as escolhas que os dados apresentam ao ortodontista praticante (o especialista a priori em seu domínio) não são nem clinicamente obrigatórias nem biologicamente certas; elas são existenciais.

PARA ALÉM DO LIGAMENTO: UMA NOVA PERSPECTIVA SOBRE O COMPORTAMENTO ÓSSEO

Estes novos conhecimentos sobre a osteogénese aposicional subperiosteal não são monopólio destes autores, nem enteados de especialidades cirúrgicas. Diferentes interpretações das alterações ósseas induzidas pela deformação também podem ser observadas no trabalho de Lanyon et al., que observaram que quando o osso é submetido a forças fisiológicas, mas não ressonantes, a deformação reactiva produz osso tecido na superfície subperiosteal. Esta observação teórica também foi confirmada em alvéolos dentários, quando foram recolhidas amostras de biópsia da superfície vestibular de alvéolos sujeitos a uma força fisiológica aplicada apenas no aspeto lingual.

Este fenómeno é explicado a nível molecular, considerando que foi mediado por uma alteração da tensegridade celular e observando que um conjunto de proteínas e mecanismos moleculares sofisticados transduzem os estímulos mecânicos para eventos bioquímicos. O limiar osteogénico que provoca alterações na expressão genética em feridas ósseas sujeitas a tensão, cerca de 500-1000 microstrain, também é consistente com os dados sobre os efeitos dos estímulos mecânicos no desenvolvimento de suturas, como se mostra na (Figura-20)

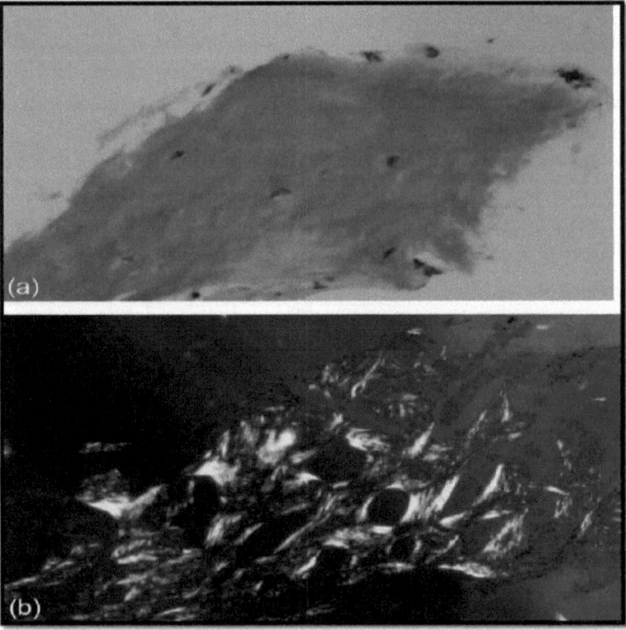

A Figura 20 mostra (a) Uma biópsia de um osso alveolar vestibular deformado com coloração de hematoxilina e eosina; (b) o mesmo espécime sob luz polarizada para demonstrar osso tecido imaturo que é evidente quando o alvéolo é submetido a micro-deformação interna. O osso entrelaçado sugere osteogénese de aposição subperiosteal quando o alvéolo é dobrado durante a terapia ortopédica alveolar para aumentar (desenvolver) o alvéolo. Isto representa uma exceção à preocupação de que todos os fenómenos dos tecidos ortodônticos ocorrem no ligamento periodontal ou que o osso do alvéolo é imutável. Essa demonstração do alvéolo é consistente com a Hipótese da Matriz Funcional de Moss. As raízes dos dentes são a matriz funcional do alvéolo ósseo, se não o corpo maxilar ou mandibular subjacente.

Mecanismos moleculares

Este conceito ressuscitado de tecido alveolar subperiosteal que reage a tensões internas também deve ser apreciado (a) Uma biópsia de um osso alveolar vestibular deformado com coloração de hematoxilina e eosina; (b) o mesmo espécime sob luz polarizada para demonstrar osso tecido imaturo que é evidente quando o alvéolo é submetido a microtensão interna. O osso entrelaçado sugere osteogénese de aposição subperiosteal quando o alvéolo é dobrado durante a terapia ortopédica alveolar para aumentar (desenvolver) o alvéolo. Isto representa uma exceção à preocupação de que todos os fenómenos dos tecidos ortodônticos ocorrem no ligamento periodontal ou que o osso do alvéolo é imutável. Essa demonstração do alvéolo é consistente com a Hipótese da Matriz Funcional de Moss. As raízes dos dentes são a matriz funcional do alvéolo ósseo, se não o corpo maxilar ou mandibular subjacente. Contraste esta aparência com a da amostra de biópsia. o nível molecular. Esta nova heurística defende que as acções de factores de transcrição arquitectónicos únicos, designados por "mecanossomas", transportam "informação mecânica" da membrana celular deformada, através do citoplasma como segundos mensageiros, para os poros nucleares. Isto acaba por "reprogramar" o ADN com uma nova "mensagem de transcrição", de uma forma não muito diferente da reprogramação de um novo software num disco rígido de um computador. Ou seja, a aplicação de força ortodôntica, imediatamente traduzida em deformação anatómica grosseira do osso do alvéolo, altera a conformação das proteínas citoplasmáticas e distorce a integridade tensional do citoesqueleto (tensegridade) com deformações presumíveis consistentes com as descobertas de Ingber et al. e Mao et al.

A estimulação física da membrana lança a ativação do mecanossoma nas adesinas focais, ao mesmo tempo que coloca os genes em posição para interação química direta com os mensageiros do mecanossoma. Ao chegar ao gene alvo, este fator de transcrição acrescenta concetualmente dados à conformação do ADN fisicamente alterado para influenciar a expressão genética desejada.

Dobrar o osso Dobrar o ADN

O ortodontista atento, com um bom conhecimento prático da fisiologia óssea ao nível das células, deve ter em conta a observação de que "Dobrar o osso... dobra os genes", levando o conceito mais longe "a montante" para todos os componentes citoplasmáticos e "a jusante" para todos os efeitos clínicos derivados. Tal como acontece com muitos fenómenos biológicos, a estimulação mecânica da remodelação óssea é um fenómeno de limiar a todos os níveis; os níveis de força terapêutica e as respostas dos tecidos de engenharia devem ser estreitamente modulados como uma sinfonia orquestrada para uma ativação máxima das células estaminais. O conhecimento de que o movimento das integrinas altera a expressão genética tem muitas origens, mas a coordenação da força com a gestão terapêutica de feridas não foi explorada até Ilizarov popularizar a osteogénese de distração.

Ironicamente, não é necessário extrapolar exclusivamente a partir de Ilizarov para entender os efeitos da força aplicada em todo o osso na especialidade ortodôntica. Como observado acima, a perspetiva de ver a prática clínica ortodôntica de "baixo para cima", embora seja um imperativo lógico e categórico moderno, na verdade é anterior a Ilizarov. A observação de que a força ortodôntica atua além do ligamento para dobrar todo o alvéolo ósseo pode ser atribuída a Farrerix no final do século XIX, e os mecanossomas como fatores de transcrição arquitetônica conceitualmente legítimos também parecem ser consistentes com os dados relatados por outros na virada do século XXI.

Artigos posteriores desenvolvem o papel da via de sinalização β-catenina/LEF-1 e Wnt/β-catenina, e Robinson demonstrou que esta via reage à força aplicada in vivo. Mas muitas proteínas complexas podem demonstrar o comportamento do mecanossoma, e o campo da biologia molecular ainda tem de determinar todo o âmbito das vias proteicas semelhantes ao mecanossoma. Assim, os modelos de mecanossomas ainda não foram totalmente clarificados em termos de estrutura ou função. A forma como a putativa micro-deformação osteogénica varia precisamente em função das propriedades individuais do osso ainda não está totalmente definida e, em casos específicos, poderá ser totalmente desconhecida.

Assim, o sucesso clínico continua a exigir um certo grau de tentativa e erro na sua heurística intuitiva. No entanto, a biologia teórica continua a ter o seu lugar legítimo, mesmo no caldeirão da prática privada. É impraticável obter graus de precisão refinados com ajustes manuais, mas, em última análise, podem ser alcançados por dispositivos osteo-manipulativos automatizados. Na verdade, alguns já estão a ser testados no mercado dentário e são apoiados por académicos de renome.

As perturbações ambientais locais (químicas ou físicas) do meio local das células enxertadas determinarão a arquitetura final do tecido. É por esta razão que os melhores andaimes procuram imitar o tecido nativo e os ambientes bioquímicos. Quanto mais a conceção do complexo andaime/enxerto estiver em conformidade com o ambiente nativo do hospedeiro, tanto em termos de composição química como de topografia, mais eficaz será a integração do biomimético.

O aloenxerto de células estaminais viável enfatizado neste capítulo emprega uma matriz óssea desmineralizada num suporte "natural", e é provavelmente o melhor disponível para o médico comum. Parece que nenhum andaime pré-fabricado ou a chamada barreira orientadora de tecidos pode replicar a topografia de superfície ideal e o ambiente bioquímico gerado pela matriz óssea natural e desmineralizada. Numa base clinicamente empírica, o consenso também sugere que a contenção do enxerto não é crítica para o sucesso do PAOO/AOO, como acontece nos métodos regenerativos padrão. Assim, a construção DBM que suporta o SCT alogénico parece ser bastante suficiente para fins de OTE.

CAPÍTULO 11

ESTRATÉGIAS FUTURAS

A excitante fronteira para jovens e intrépidos ortodontistas pode ser alcançada dentro de uma geração, se cada ortodontista fizer a escolha pessoal de se definir como um engenheiro de tecidos ortodônticos (dentoalveolares). Essa escolha manterá o corajoso profissional numa difícil mas orgulhosa tradição científica. Tomando os pioneiros como exemplos, ele ou ela deve aplicar tanto as habilidades clínicas consumadas quanto os dons intelectuais ao nível da biologia molecular e celular, não se baseando apenas em receitas fáceis, empirismo clínico confortável ou anatomia bruta óbvia. A biologia celular governa um domínio anatómico especial porque, durante os cuidados clínicos exigentes, é observada no olho da mente. No entanto, permanece como um domínio excitante do progresso humano, onde a própria vida está atualmente a ser sintetizada de forma rotineira. Por isso, a bolsa de estudos extra necessária para a OTE vale a pena o esforço. A atmosfera em torno da OTE é rarefeita, mas o companheirismo é envolvente e os desafios intelectuais são cativantes.

A próxima geração de estratégias de engenharia de tecidos para a profissão dentária irá provavelmente evoluir muito mais rapidamente do que nos anos anteriores, à medida que a massa crítica da literatura sobre engenharia de tecidos e células estaminais se desenvolve exponencialmente. Continuam a ser necessárias mudanças no desenvolvimento de métodos para alterar seletivamente o comportamento das células estaminais e aumentar a sua viabilidade. Isto implica não só o desenvolvimento de melhores métodos in vitro, mas também formas de melhorar os locais receptores para uma regeneração mais rápida e uma sobrevivência mais longa das células estaminais, ou seja, a engenharia de uma resposta óptima dos tecidos. A chave poderá estar nos métodos de engenharia do transporte de massa. Para tal, será necessário um conhecimento profundo das tecnologias de identificação e classificação. Uma ilustração da transdução de mecanossomas. Os mecanossomas são constituídos por uma molécula associada à adesão. A deformação mecânica da membrana celular desencadeia uma cascata de reacções bioquímicas que desencadeia a translocação de moléculas associadas à adesão, através do citoplasma, para o núcleo onde se ligam ao gene alvo, alteram a conformação do ADN e influenciam a transcrição do gene. De Bidwell JP, Pavalko FM. Os mecanossomas transportam um sinal carregado. Um método de rotina, quando se provou que os aloenxertos viáveis eram superiores ao osso autógeno aspirado.

No final de 2010, Jones et al. relataram:

Os nossos resultados mostram que as MSC CD45lowCD271 + são abundantes na cavidade óssea trabecular e indistinguíveis das MSC CD45lowCD271 + aspiradas. Na OA, apresentam uma perda de proliferação relacionada com o envelhecimento, mas não apresentam qualquer anomalia osteogénica grave. Estas descobertas oferecem novas oportunidades para o estudo direto das MSC em doenças músculo-esqueléticas sem a necessidade de expansão da cultura. São também relevantes para a exploração terapêutica direta de MSCs prospectivamente isoladas e minimamente cultivadas em trauma e OA (ênfase acrescentada-ncm).

Construções tridimensionais, feitas à medida, com células estaminais pré-semeadas, em concentrações óptimas, reduziriam grandemente o tempo despendido na cirurgia, minimizariam a sua morbilidade, maximizariam a viabilidade do enxerto de células estaminais e permitiriam formas individualizadas para uma localização específica, por exemplo, sextantes anteriores mandibulares. Isto pode ser feito com técnicas de fresagem computorizadas para fazer construções pré-semeadas para enxertos "prontos a usar" tão fáceis como a compra remota com cartão de crédito. Estes enxertos colocados anteriormente ao Pogonion, um domínio normalmente visto como irrelevante para as técnicas PAOO/AOO, melhorariam certamente os protocolos de avanço mandibular e reduziriam substancialmente os encargos de hospitalização. O tratamento químico do local recetor para uma óptima receção e promoção de concentrados de células estaminais, talvez com superfícies otimamente oxigenadas, poderia facilitar a fixação desejada das células, a migração local, a diferenciação e, em última análise, aumentar a sobrevivência do enxerto.

Associada a estes agentes farmacêuticos, a textura das construções poderia ser melhorada para estimular a osteointegração com próteses endósseas. A osteogénese em geral necessitaria de superfícies nano-texturizadas óptimas que promovessem a sobrevivência das células. Em conjunto com a natureza química e física das construções recentemente concebidas, a degradação programada é também uma consideração importante. Quando as construções se degradam demasiado cedo, perde-se a contenção do enxerto. No entanto, as construções que se degradam demasiado tarde no transplante podem interferir com a integração do enxerto. Os factores de crescimento injectáveis, como o VEGF e as BMP, in situ, podem controlar a taxa de integração onde a conceção das construções não o pode fazer. Isto requer um grande conhecimento sobre a farmacodinâmica produtiva e os gradientes de concentração ideais para o desenvolvimento máximo das células. Células bem direcionadas poderiam então minimizar a morbilidade cirúrgica e reduzir a quantidade de células necessárias para uma maturação óptima.

Também é necessário desenvolver diretrizes sociais/éticas para abordar questões de consentimento informado, quando são utilizados aloenxertos e xenoenxertos clonados, e esses esforços já começaram.x Qualquer propensão para a discórdia aberta ou dissonância cultural entre as partes interessadas, tais como indemnizadores de terceiros, médicos de referência, comissões de garantia de qualidade e até mesmo peritos legais, precisa de ser resolvida preventivamente pelos próprios ortodontistas. O ortodontista do século XXI, como principal impulsionador e especialista a priori, deve iniciar o diálogo e definir os termos do compromisso, para que terceiros oportunistas não qualificados não interfiram nos padrões de tratamento em detrimento do bem-estar do paciente. Estas questões em desenvolvimento, que são introduzidas na nossa especialidade pela maré implacável do progresso científico, pela procura dos pacientes/consumidores e pela inevitabilidade histórica, não devem ser definidas ex post facto por intrusos não profissionais. O tratamento específico dos genótipos está atualmente a ser utilizado noutras áreas da ciência clínica e representa ainda outra área para a qual a investigação futura deve ser orientada. As amostras de ADN da saliva para detetar a suscetibilidade aos agentes patogénicos periodontais têm estado disponíveis para todos os ortodontistas nas últimas duas décadas, e uma série de kits de genotipagem estão comercialmente disponíveis em vários laboratórios clínicos.xi A definição de perfis específicos de pacientes semelhantes será um dia praticada de rigueur para identificar candidatos semelhantes para pacientes com PAOO/AOO melhorados com células estaminais.

CAPÍTULO 12

RESUMO

A regeneração dos tecidos dentários constitui uma alternativa atractiva às abordagens de restauração mais tradicionais, uma vez que o tecido doente é substituído por tecido natural, que faz parte integrante do dente. A descoberta de uma fonte dentária de células estaminais pode muito bem vir a ser um marco na medicina regenerativa. A intervenção mínima necessária para obter tecidos moles dentários na cavidade oral constitui uma vantagem e pode ajudar a evitar a rejeição pelos receptores. Os avanços no isolamento e na compreensão das células estaminais dentárias abriram áreas de investigação sobre a possibilidade de "regenerar" os tecidos dentários perdidos. Isto pode não só evitar a perda de dentes, mas também alterar fundamentalmente o conceito e a definição de um prestador de cuidados dentários. O impacto desta fonte de células estaminais é ainda mais abrangente no campo da medicina. A investigação atual está a explorar a capacidade das células estaminais dentárias para se diferenciarem em tecidos não dentários, como o músculo cardíaco. Os doentes que anteriormente não podiam ser tratados podem agora ser melhorados através da utilização de células estaminais colhidas dos seus próprios dentes. A intervenção relativamente mínima necessária para obter as células e a ausência de problemas de rejeição podem ser as principais vantagens para apoiar estas terapias num futuro próximo. Embora muitos estudos tenham de ser realizados antes da aplicação destas modalidades terapêuticas, as células estaminais dentárias representam uma ferramenta poderosa com um potencial significativo de avanço no campo da medicina e da medicina dentária regenerativa. Embora a perspetiva da engenharia de tecidos dentários seja muito atractiva, estamos longe de realizar procedimentos de rotina.

CAPÍTULO 13

REFERÊNCIAS

1. Friendenstein A. J, Piatetzky S. et al. Osteogénese em transplantes de células da medula óssea. J. Embryl. Exp. Morph 1966;16(3):581-90.
2. Mellonig JT, Bowers GM, Bright RW, Lawrence JJ. Avaliação clínica de aloenxertos ósseos liofilizados em defeitos ósseos periodontais. J Periodontol 1976;47(3): 125-31.
3. Langer R, Vacanti JP. Engenharia de tecidos. Science 1993;260:920-6.
4. Kuznetsov SA, Krebsbach PH, Satomura K, Kerr J, Riminucci M, Benayahu D, Robey PG. As estirpes derivadas de uma única colónia de fibroblastos estromais da medula óssea humana formam osso após o transplante in vivo. Jone Miner Res 1997;12(9):1335-47.
5. Langer R. Tissue engineering: a new field and its challenges (Engenharia de tecidos: um novo domínio e os seus desafios). Pharmaceutical Research 1997;14:840-1.
6. Owen M, Friendenstein AJ. Stromal Stem Cells: precursores osteogénicos derivados da medula óssea. Ciba Found Symp 1988; 136: 42-60.
7. Bonassar LJ, Vacanti CA. Tissue engineering: the first decade and beyond. Suplemento do Journal of Cellular Biochemistry 1998;30-31:297-303. 3.
8. Horwitz EM, Prockop DJ, Fitzpatrick LA, Koo WW, Gordon PL, Neel M, et al. Transplantability and therapeutic effects of bone marrow-derived mesenchymal cells in children with osteogenesis imperfecta. Nat Med. 1999 Mar;5(3):309-13.
9. Pittenger MF, Mackay AM, Beck SC, Jaiswal RK Multilineage potential of adult human mesenchymal stem cells. Science. 1999 2;284(5411):143-7.
10. Krebsbach PH, Kuznetsov SA, Bianco P et al. Bone marrow stromal cells: characterization and clinical application;Crit Rev Oral Biol Med 1999;10(2):165-81.
11. Gronthos S, Mankani M, Brahim J, Robey PG, Shi S. Células estaminais pós-natais da polpa dentária humana (DPSCs) in vitro e in vivo. Proc Natl Acad Sci U S A 2000;97(25):13625-30.
12. Woodbury D, Schwarz EJ, Prockop DJ, Black IB. As células estromais adultas da medula óssea de ratos e humanos diferenciam-se em neurónios. J Neurosci Res 2000;61(4):364-70
13. Kaigler D, Mooney D. Tissue engineering' s impact on dentistry (Impacto da engenharia de tecidos na medicina dentária). J Dent Educ 2001;65:456-62.
14. Jiang Y, Jahagirdar BN, Reinhardt RL, Schwartz RE, Keene CD, Ortiz-Gonzalez XR, et al. Pluripotência das células estaminais mesenquimais derivadas da medula óssea de adultos. Nature 2002;418(6893):41-9.
15. Kresbsbach PH, Robey PG. Dental and Skeletal Stem Cells: Potential Cellular Therapeutics for Craniofacial Regeneration (Terapêutica Celular Potencial para Regeneração Craniofacial). J Dent Educ. 2002;66(6):766-73.
16. Gronthos S, Brahim J, Li W, Fisher LW, Cherman N, Boyde A, DenBesten P, Robey PG, Shi S. Propriedades das células estaminais da polpa dentária humana. J Dent Res. 2002;81(8):531-5.
17. Griffith LG, Naughton G. Tissue engineering - current challenges and expanding opportunities (Engenharia de tecidos - desafios actuais e oportunidades em expansão). Science 2002;295(5557):1009-14.
18. Young CS, Terada S, Vacanti JP, Honda M, Bartlett JD, Yelick PC. Engenharia de tecidos de estruturas dentárias complexas em estruturas de polímeros biodegradáveis. J Dent Res 2002;81(10):695-700.
19. Miura M, Gronthos S, Zhao M, Lu B, Fisher LW, Robey PG, et al. SHED: Células estaminais de dentes decíduos esfoliados humanos. Proc Natl Acad Sci U S A 2003;100(10):5807- 12.

20. Gronthos S, Chen S, Wang CY, Robey PG, Shi S. A telomerase acelera a osteogénese das células estaminais do estroma da medula óssea através da regulação positiva de CBFA1, osterix e osteocalcina. J Bone Miner Res. 2003;18(4):716-22.
21. Seo BM, Miura M, Gronthos S, Bartold PM, Batouli S, Brahim J, Young M, Robey PG, Wang CY, Shi S. Investigation of multipotent postnatal stem cells from human periodontal ligament. Lancet. 2004-16; 364(9429):149-55.
22. Kawaguchi H, Hirachi A, Hasegawa N, Iwata T, Hamaguchi H, Shiba H, Takata T, Kato Y, Kurihara H. Enhancement of periodontal tissue regeneration by transplantation of bone marrow mesenchymal stem cells. J Periodontol 2004;75(9):1281-7.
23. Smith JR, Pochampally R, Perry A, Hsu SC, Prockop DJ. Isolamento de uma subfracção altamente clonogénica e multipotencial de células estaminais adultas do estroma da medula óssea. Stem Cells 2004;22(5):823-31.
24. Lendeckel S, Jodicke A, Christophis P et al. Células estaminais autólogas (adiposas) e cola de fibrina utilizadas para tratar defeitos traumáticos generalizados da calvária: relato de caso. J Craniomaxillofac Surg 2004; 32: 370-373.
25. Fuchs Elaine, Tumber Tudorita e Guasch Geraldine (2004), "Socializing with the neighbours: Stem cells and their Niche" Cell, Vol.116, 769-778, 19 de março de 2004
26. Barry P. Frank, Murfy Mary (2004), "Mesenchymal stem cells: clinical applications and biological characterization", The International Journa of Biochemistry & Cell Biology 36 (2004) 568-584
27. Seo BM, Miura M, Sonoyama W, Coppe C, Stanyon R, Shi S. Recuperação de células estaminais do ligamento periodontal criopreservado. J Dent Res. 2005;84:907-12.
28. Shi S, Bartold PM, Miura M, Seo BM, Robey PG, Gronthos S. A eficácia das células estaminais mesenquimais na regeneração e reparação de estruturas dentárias. Orthod Craniofac Res. 2005;8(3):191-9
29. Herring SW, Ochareon P. Osso - problemas especiais da região craniofacial. Ortodontia e Investigação Craniofacial 2005;8:174-82.
30. Morsczeck C, Gotz W, Schierholz J, Zeilhofer F, Kuhn U, Mohl C, Sippel C, Hoffmann KH. Isolamento de células precursoras (PCs) do folículo dentário humano dos dentes do siso. Matrix Biol 2005 ;24(2): 155 -65.
31. Rahaman MN, Mao JJ. Construções de tecido compósito à base de células estaminais para medicina regenerativa. Biotechnol Bioeng. 2005;91(3):261-84.
32. Chen SC, Marino V, Gronthos S, Bartold PM. Localização de células estaminais putativas no ligamento periodontal humano. J Periodontal Res. 2006;41:547-53.
33. Hu B, Nadiri A, Kuchler-Bopp S, Perrin-Schmitt F, Peters H, Lesot H. Tissue engineering of tooth crown, root, and periodontium (Engenharia de tecidos da coroa, raiz e periodonto do dente). Tissue Engineering 2006;12:2069- 75.
34. Murphy NC. Engenharia de tecidos in vivo para o ortodontista: um modesto primeiro passo. In: Davidovitch Z, Mah J, Suthanarak S, editores. Biologic mechanisms of tooth eruption, resorption and movement (Mecanismos biológicos da erupção, reabsorção e movimentação dentária). Boston, MD: Sociedade de Harvard para o Avanço da Ortodontia; 2006.
35. Hanaoka K, Tanaka E, Takata T, Miyauchi M, Aoyama J, Kawai N, et al. O fator de crescimento derivado das plaquetas aumenta a proliferação e a síntese da matriz das células derivadas do disco da articulação temporomandibular. Angle Orthodontist 2006;76:486-92.
36. Robey PG, Bianco P. A utilização de células estaminais adultas na reconstrução da face humana. J Am Dent Assoc. 2006; 137(7): 961-72.

37. Mao JJ, Giannobile WV, Helms JA. Engenharia de Tecidos Craniofaciais por Células Estaminais. J Dent Res 2006;85(11): 966-79.
38. Casagrande L, Mattuella LG, de Araujo FB et al. Células-tronco na prática odontológica: Perspectivas em terapias pulpares conservadoras. J Pediatr Dent. 2006; 31(1): 25-7.
39. Suardita K. A potencial aplicação de células estaminais em medicina dentária. Dent J 2006; 39(4): 177180.
40. Sonoyama W, Liu Y, Fang D, Yamaza T, Seo BM, Zhang C, Liu H, Gronthos S, Wang CY, Wang S, Shi S. Regeneração funcional de dentes em suínos mediada por células estaminais mesenquimais. PLoS One 2006 ;1:e 79.
41. Weinand C, Pomerantseva I, Neville CM et ale Hydrogel-betaTCP scaffolds and stem cells for tissue engineering bone. Bone. 2006; 38(4): 555-63.
42. Lopez-Cazaux S, Bluteau G, Magne D, Lieubeau B, Guicheux J, Alliot-Licht B. O meio de cultura modula o comportamento das células derivadas da polpa dentária humana: Nota técnica Eur Cell Mater 2006;11:35-42.
43. Kawanabe N, Murakami K, Takano-Yamamoto T. A presença de células da população lateral dependente de ABCG2 nos ligamentos periodontais humanos. Biochem Biophys Res Commun 2006;344(4):1278-83.
44. Kolf M Catherine, Cho Elizabeth e Juan S Rocky (2007), "Biology of adult Mesenchymal stem cells: regulation of Niche, self Renewal and Differentiation," Arthritis Research &Therapy 2007, 9:204(doi:10.1186/ar2116)
45. Yu J, Wang Y, Deng Z, Tang L, Li Y, Shi J, Jin Y. Capacidade odontogénica: células estaminais do estroma da medula óssea versus células estaminais da polpa dentária. Biol Cell 2007; 99(8):465-474
46. Cicconetti A, Sacchetti B, Bartoli A, Michienzi S, Corsi A, Funari A, et al. Human maxillary tuberosity and jaw periosteum as sources of osteoprogenitor cells for tissue engineering. Oral Surg Oral Med Oral Pathol Oral Radiol Endod 2007;104:618.e1-12.
47. Guidelines for stem cell research, departamento de biotecnologia e conselho indiano de investigação médica 2007
48. Maria OM, Khosravi R, Mezey E, Tran SD. Células da medula óssea que evoluem para tecidos orais e suas aplicações clínicas. Oral Dis 2007; 13(1):11-6.
49. Krause DS. Células derivadas da medula óssea e células estaminais na reparação pulmonar. Proc Am Thorac Soc. 2008;5(3):323-7
50. Wilcko MT, Wilkco WM, Bissada NF. Uma análise baseada em evidências das técnicas ortodônticas e osteogénicas periodontalmente aceleradas: uma síntese das perspectivas científicas. Semin Orthod 2008;14(4):305-16.
51. Sonoyama W, Liu Y, Yamaza T, Tuan RS, Wang S, Shi S, et al. Caracterização da papila apical e das suas células estaminais residentes de dentes permanentes imaturos humanos: Um estudo piloto. J Endod 2008;34:166-71.
52. Mao J. Jeremy (2008) "Stem Cells and the future of Dental Care" N Y State Dent *J. 2008* Mar;74(2):20-4
53. Nishimura M, Chiba M, Ohashi T, Sato M, Shimizu Y, Igarashi K, et al. Ativação do tecido periodontal por vibração: a estimulação intermitente por vibração de ressonância acelera o movimento dentário experimental em ratos. Am J Orthod Dentofacial Orthop 2008;133(4):572-83.
54. Morsczeck C et al. Células estaminais somáticas para a medicina dentária regenerativa. Clin Oral Invest; 2008 ;12 :113-118.

55. N-H Lin, S Gronthos, PM Bartold*- Stem cells and periodontal regeneration- Australian Dental Journal 2008; 53: 108-121
56. Antonio Uccelli et al(2008), "Mesenchymal stem cells in health and diseases," Volume 8, setembro de 2008, og 726-738
57. Bluteau G,Luder H,Bari C e Mitsiadis T (2008), "Stem cells for tooth engineering", European Cells and Materials, Vol.16, Página 1-9
58. Harris T. David(2008), "Collection, processing and banking of umbilical cord blood stem cells for clinical use in transplantation and regenerative medicine" LABMEDICINE, Volume 39 Número 3, março de 2008
59. Westwood Claire e Clements O. Mark (2008), "The biology of human mesenchymal stem cells" Stem cell Repair and Regeneration, Volume 3 Page 1-9
60. Aous Dannan Células estaminais derivadas da medicina dentária e regeneração de dentes inteiros: uma visão geral J Clin Med Res. 2009;1(2):63-71
61. Huang GT, Gronthos S, e Shi S: Células estaminais mesenquimais derivadas de tecidos dentários versus as de outras fontes: a sua biologia e papel na medicina regenerativa. J Dental Res 2009; 88: 792.
62. Huang GT. Engenharia e regeneração de tecidos da polpa e da dentina: progressos actuais. Medicina Regenerativa 2009;4:697-707.
63. Anderson DE, Athanasiou KA. Uma comparação de condrócitos primários e passados para utilização na engenharia da articulação temporomandibular. Arquivos de Biologia Oral 2009;54:138-45
64. Krishnan V, Davidovitch Z, editores. Biological mechanisms of tooth movement. 1.ª ed. London: Wiley-Blackwell; 2009.
65. Mao J. Jeremy e Collins M Fiona (2009), "Stem cells: sources therapies and the dental professionals" ADAC.E.R.P The Academy of Dental Therapeutic and Stomatology, novembro de 2009, página 1-11
66. Sloan J. Alastair e Waddington (2009), "Dental pulp stem cells: what, where, how", International Journal of Paediatric Dentistry 2009: 19:61-70
67. Hanna Jacob e Hubel Allison (2009), "Preservation of stem cells, "Organogenesis 5:3, 134-137, Volume 5, Edição 3 Página 134-137
68. Majeski Jean (2009), "Dental Stem Cells in Research and Practice" (Células estaminais dentárias na investigação e na prática) Acesso 24 de setembro de 2009, Vol. 23, N.º 8, p. 24.
69. Pengi Li, Ye Ling, Zhou Xue-Donh(2009), "Mesenchymal stem cells and tooth Engineering," The International Journal of Oral Sciences, 1(1):6-12,2009
70. Mitrano TI, Grob MS, Carrion F, Nova-Lamperti E, Luz PA, Fierro FS, Quintero A, Chaparro A, Sanz A. Cultura e caraterização de células estaminais mesenquimais do tecido gengival humano. J Periodontol 2010;81(6):917-25.
71. Ulmer L Franziska, Winker Andrews e Kohorst Phillip (2010), "Stem cells prospects in dentistry" Schweiz Monatsshr Zahnmed Vol. 120 12/2010, página 860-872
72. Dantuma Eliza, Merchant Stephanie e Sugaya Kiminobu (2010)', " Stem Cells for the Treatment of Neurodegenerative diseases" Stem Research and Therapy 2010, 1:37 Page 1-7
73. Liras Antonia(2010), "Investigação futura e aplicação terapêutica de células estaminais humanas: Aspectos gerais de regulamentação e bioética" Liras Journal of Translation Medicine 2010, 8:131, Página 1-15
74. Bansal Puja(2010), "SHED: No Loss, All Gain," Journal of Oral Health & Research 2010, Volume 1 No2 Pg 54-55

75. Eslaminejad MB, Vahabi S, Shariati M, Nazarian H. Crescimento in vitro e caraterização de células estaminais da polpa dentária humana de dentes decíduos versus dentes permanentes. J Dent (Teerão) 2010;7(4):185-95.
76. Bongso Ariff e Lee Hin Eng(2011), "stem cells: Their definition, classification and sources," stem cells-From bench to bedside(second edition),pg1-13
77. Hass Ralf, Casper Cornelie, Stefanie Bolhn e Jacobe Roland (2011), "Different population and resources of human mesenchymal stem cells (MSC): A Comparison of adult and neo-natal tissues derived MSC," Cell Communication and Signaling 2011, 9:12 Page 1-14
78. .Estrela Carlos, Kitten Thomas Gregory, Gava Elisandra et al(2011), "Células estaminais mesenquimais nos tecidos dentários: Perspectivas para a Regeneração tecidual", Braz Dent J(2011) 22(2):91-98 Pg 91-98
79. Jamal Mohamed, Chogle Sami et al (2011), "Dental stem cells and their potential role in regenerative Medicine," Journal of Medicine Sciences (2011); 4(2): 53-61
80. Mitsiadis T. A, Feki A, Papaccio G e Caton J(2011), "Dental Pulp stem cells, Nche and Notch Signalling in tooth injury" Adv Dent Res 23(3): 275-279, 2011 Página 275279
81. Caton Javier, Bostanci Nagiham, Remboutsika Eumorphia et al(2011), "Future Dentistry:Cell Therapy meets tooth and Periodontal Repair and Regeneration, "J.Cel. Mol. Vol XX, No XX, pp.1-12
82. Bansal Rashmi, Bansal Rajesh (2011), "Regenerative Endodontics: A state of the art," Indian Journal of Dental Research, 22(1), 2011 Pg. 122-131
83. Bongso Ariff e Lee Hin Eng(2011), "stem cells: Their definition, classification and sources," stem cells-From bench to bedside(second edition),pg1-13
84. Yi Liu, Jingchao Hu e Songlin Wang. Tratamento de doenças orais mediado por células estaminais mesenquimais. Histol Histopathol 2011;76(3):322-4.
85. Abe S, Hamada K, Miura M, Yamaguchi S. Propriedade das células estaminais da crista neural das células da polpa apical derivadas do dente em desenvolvimento humano. Biologia Celular Internacional 2012.
86. Livro- Eapen Cherian - células estaminais 2011
87. PP Marawar, A Mani, S Sachdeva et al(2012), "Stem cell in dentistry: Uma visão geral" Pravara Med Rev 2012; 4(2) pg. 11-15
88. Saraswathi K.Gopal, Lankupalli Manohar Arathy (2012), "Stem cell therapy : A New hope for Dentist" (Terapia com células estaminais: uma nova esperança para o dentista) Journal of clinical and Diagnostic Research 2012 Feb, vol-6(1):142- 144
89. Khojasteh A, Behnia H, Dashti SG, Stevens M. Tendências actuais na aplicação de células estaminais mesenquimais no aumento ósseo: uma revisão da literatura. J Oral Maxillofac Surg. 2012;70(4):972-82.
90. Zhang QZ, Nguyen AL, Yu WH, Le AD. Mucosa oral humana e gengiva: um reservatório único para células estaminais mesenquimais. Journal of Dental Research 2012;91:1011-8.
91. Murphy NC, Bissada NF, Davidovitch Z, Kucska S, Bergman RT, Dashe J, et al. Corticotomia e engenharia de tecidos para ortodontistas: uma história crítica e comentários. Semin Orthod 2012;18(4):295-307.
92. Su X, Bao G, Kang H. Efeitos do fator de crescimento de fibroblastos básicos na diferenciação de células estaminais mesenquimais da medula óssea em células do disco da articulação temporomandibular. Sheng Wu Yi Xue Gong Cheng Xue Za Zhi 2012;29:732-6
93. Miron RJ, Zhang YF. Osteoindução: uma revisão de conceitos antigos com novos padrões. Journal of Dental Research 2012;91:736-44.

94. Aghazadeh A, Rutger Persson G, Renvert S. Um ensaio clínico controlado e aleatório de um único centro sobre o tratamento adjunto de defeitos intra-ósseos com osso autógeno ou um xenoenxerto: resultados após 12 meses. Jornal de Periodontologia Clínica 2012;39.
95. Amit G, Kalra JPS, Pankaj B, Suchinder S, Parul B. Ortodontia osteogénica periodontalmente acelerada (PAOO) - uma revisão. J Clin Exp Dent 2012;4(5):e292-6.
96. Murphy NC, Bissada NF, Davidovitch Z, Kucska S. Corticotomia e terapia com células estaminais para ortodontistas e periodontistas: fundamentos, hipóteses e protocolo. In: Krishnan V, Davidovitch Z, editores. Integrated clinical orthodontics. London: Wiley-Blackwell; 2012
97. Malhotra N, Mala K. A endodontia regenerativa como uma abordagem de engenharia de tecidos: passado, atual e futuro. Australian Endodontic Journal 2012 Dec;38:137-48.
98. Mathieu S, Jeanneau C, Sheibat-Othman N, Kalaji N, Fessi H, About I. Utilidade da libertação controlada de factores de crescimento na investigação dos eventos iniciais da regeneração da polpa de dentina. Journal of Endodontics 2013;39:228-35.
99. Ensanya Ali Abou Neel, Engenharia de tecidos em medicina dentária .journal of dentistry (2014) 915 - 928
100. Neal C. Murphy, Nabil F. Bissada,Ze'ev Davidovitch Tissue Engineering and Stem Cell Therapy for Orthodontists (Engenharia de tecidos e terapia com células estaminais para ortodontistas). Biologia de Células Estaminais e Engenharia de Tecidos em Ciências Dentárias
101. Lynch S.E, Marx R.E-Engenharia de tecidos, Aplicações em cirurgia oral e maxilofacial e periodontia
102. Recurso do National Institutes of Health para a investigação sobre células estaminais - noções básicas sobre células estaminais
103. Simon Young, Kyriacos A. Athanasiou, Antonios G. Mikos- Cirurgia Oral e Maxilofacial
104. http://www.stemcellresearchnews.com/-last visitado em 29th março 2015

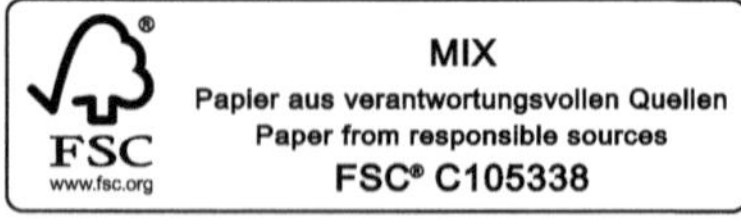

Printed by Books on Demand GmbH, Norderstedt / Germany